40岁+必备的
眼健康手册

（日）馆 奈保子　著

潘国伟　主审　陈静乙　副主审

李　子　王佩瑜　李虓宇　译

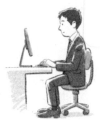

北方联合出版传媒（集团）股份有限公司

辽宁科学技术出版社

图书在版编目（CIP）数据

40岁+必备的眼健康手册 /（日）馆 奈保子著；李子，王佩瑜，李虓宇译. —沈阳：辽宁科学技术出版社，2024.4（2024.6重印）

ISBN 978-7-5591-3440-0

Ⅰ.①4… Ⅱ.①馆… ②李… ③王… ④李… Ⅲ.①眼—保健—手册 Ⅳ.①R77-62

中国国家版本馆CIP数据核字（2024）第027546号

出版发行：辽宁科学技术出版社
　　　　　（地址：沈阳市和平区十一纬路25号　邮编：110003）
印 刷 者：辽宁新华印务有限公司
幅面尺寸：145mm×210mm
印　　张：5.5
字　　数：100千字
出版时间：2024年4月第1版
印刷时间：2024年6月第2次印刷
责任编辑：刘晓娟
封面设计：杜　江
责任校对：刘　庶

书　　号：ISBN 978-7-5591-3440-0
定　　价：40.00元

联系电话：024-23284370
邮购电话：024-23284502
http://www.lnkj.com.cn

导致失明的三大原因

吸烟

身体提前老化，加重眼科疾病的进展。

暴饮暴食、运动不足

糖尿病视网膜病变可能在不知不觉中进展。

对体检报告中的异常指标不够重视

可能错过一些严重眼病（如糖尿病视网膜病变、青光眼等）发现、治疗的最佳时机。

失明风险自测

☑从来都不觉得眼睛有任何不适症状

☑不戴眼镜，也从未在眼科就诊过

☑不是每年都参加定期体检

☑近几年未到眼科进行过眼部检查

☑阅读报纸、手机上的文字越来越困难

☑体检报告曾经有过"疑似糖尿病"的诊断

☑血糖虽然高，但是眼睛没有任何症状

☑检查视力时，检查矫正视力不到0.6

☑检查视力时，工作人员建议配眼镜或更换眼镜

☑有吸电子烟的习惯

☑平时佩戴隐形眼镜

☑近来感觉视力下降

☑屈光度不稳定，常需要更换眼镜

☑有畏光、眩光等症状

☑看到灯光周围出现彩虹光晕

☑出现飞蚊症

☑在光线较暗处出现闪光感

☑出现视物弯曲

☑看平行线出现交叉

☑两眼分别注视时，视觉感受不同

☑在日常生活中时常撞到头部

☑下楼梯怕摔

☑眼周或面部有特应性皮炎

※对于40岁以上人群，上述项目中如果有一项及以上符合，则应该引起重视。本书将用浅显易懂的方式帮助您了解如何在60岁之前最大限度降低失明的风险，对常见眼科疾病进行有效预防。

时不我待。从你我开始，从现在做起，保护您的眼睛，远离失明。

如果失去光明，人们将会怎样？

人们常说眼睛是心灵的窗户，每个人都希望健康的双眼能够陪伴我们一生。

然而在眼科，我们时常会见到这样的患者，他们在40岁时眼睛并没有任何不适，而到了60岁却饱受失明困扰。

他们常常苦不堪言，悔不当初："要是早点儿发现就不至于失明了""要是当初多了解一些眼科知识就能预防了"……

那么，究竟失明之前会出现什么样的征兆呢？有哪些眼病患者具有失明的风险呢？

答案或许出人意料，越是没有任何自觉症状的人，失明的风险越是巨大。因为很多疾病都是在不知不觉中进展的，最终将导致患者失明，这是非常可怕的。而此类患者出现自觉症状的时候，疾病往往已经进展到中晚期，错失了治疗的最佳时机。因此我们说时不我待，呼吁大家立刻行动起来。

这绝不是危言耸听。大多数人会认为，平时眼睛没有什么不舒服，就没有必要去检查了。这是不科学的，我们必须要改变这样的想法。

要知道，眼病的进展可能非常缓慢，有的要经过十年，甚至二十年逐步发展至失明。而患者可能会在某一天突然发现眼睛看不见了。然而，如果能较早地到眼科就诊，接受正规诊疗，就有可能避免失明。

很多人借口说工作太忙，没有时间体检。还有人会说请假可能会影响工作，所以一般小病能挺则挺。而实际上，因为没有及时就医而导致失明，最终无法工作的却大有人在。这样想来，才真是顾此失彼了。当事人往往追悔莫及，而双眼的光明却是一去不复返。因此，我们更加应该重视眼睛的健康！

本书对于如何预防失明的要点进行了详细的解说。

在本书的写作过程中，我们尽量注意使用浅显易懂的说明方式，使广大读者都能够获得最佳的阅读体验。为了能够最大限度使读者理解并且尽量降低失明的风险，本书中涉及许多医学专业术语，如有较难理解之处，还望读者朋友们海涵。本书集笔者多年心血及所学而成，从40岁开始，各种各样的眼病将陆续困扰我们，笔者尤为希望40岁以上的读者能够通过本书有所获益。

目录

然而从发病到失明可能历经多年，依然有机会控制治疗

眼睛的工作原理

为了提供良好的视力，让我们能够更好地工作与生活，我们的眼睛有着非常精密的结构，主要包括以下三个组成部分。

①光通过角膜、晶状体、玻璃体等屈光介质到达眼底视网膜。

②视网膜接收光学信息后，通过视神经传递到大脑。

③通过双眼的协同作用，形成双眼立体视。

当晶体出现混浊，则视力一定会受到影响。现在我们可以通过手术植入人工晶体，大幅度提高视力。

然而，以目前的医疗水平，视网膜和视神经等重要眼组织还没有人工材料可以替换。

如果视网膜或视神经受到伤害或发生不可逆的病损，视力则无法恢复到正常水平。因此，视网膜和视神经疾病的早发现、早诊断，以及在其发生不可逆性损伤之前进行有效的治疗，对于维持较好的双眼视力至关重要。

眼的结构

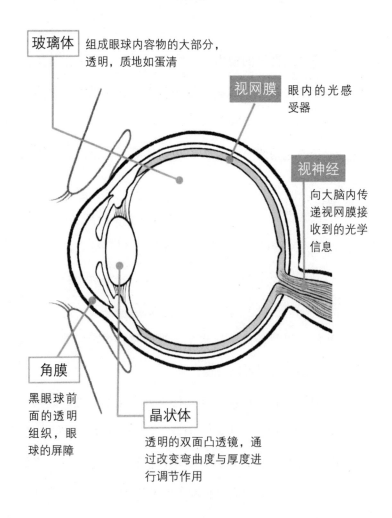

玻璃体 组成眼球内容物的大部分，透明，质地如蛋清

视网膜 眼内的光感受器

视神经 向大脑内传递视网膜接收到的光学信息

角膜 黑眼球前面的透明组织，眼球的屏障

晶状体 透明的双面凸透镜，通过改变弯曲度与厚度进行调节作用

01

意外！视力检查竟然不合格！

戴眼镜之后视力仍然不到0.6，很可能是眼睛出了问题！

有的患者可能会遇到这样的情况，在视力检查的时候不合格，工作人员建议配眼镜，并且要求戴镜视力表能够看到0.6以上，但是配眼镜的时候却发现无论如何视力也无法提高，只好去看眼科。

我们要知道，眼镜能够改变的只是眼睛的屈光状态，辅助使光线正好聚焦在视网膜上，当然也不是说度数越高越好。不论使用框架镜还是隐形眼镜，视力都无法达到0.7的时候，很可能是眼睛已经出现了一些疾病。

当病变累及视网膜或视神经的时候，视力是无法通过佩戴眼镜提高的。可能有很多的眼病患者都是通过视力检查的契机发现自己的戴镜视力不能提高，进一步就诊后才发现的眼病。

有一些眼病可能相当严重，经过全面的治疗也很难使视力提高到0.1。因此我们一定要重视视力的变化，要知道对许多眼病患者来说，单纯依靠配眼镜是不能提高视力的。此外，对很多疾病如果不能够较早地进行干预，很有可能错过最佳的治疗时机。因此如果我们遇到检查视力不合格的情况，一定要尽快到眼科就诊，这要比配眼镜重要得多。

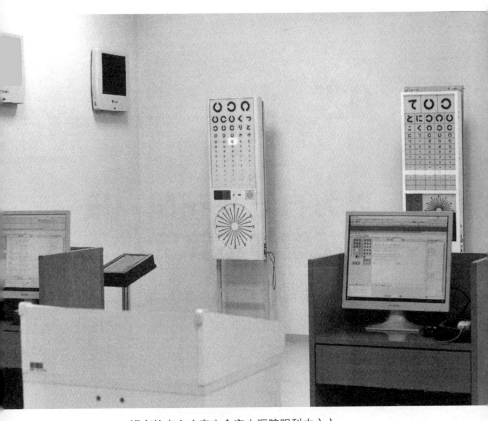

视力检查室（真生会富山医院眼科中心）

02

以为自己是花眼，戴上花镜却不管用？

很多眼病失明风险较高，一定要看眼科！

老视（俗称花眼或老花）一般在45岁左右出现。老视患者的裸眼远视力通常较好，不戴眼镜也能看到远处的物体，但是近距离阅读手机、报刊等则比较困难。

我们要知道，并不是只有年轻时正视或远视的人才会变成老视，年轻时近视的人也会出现老视的症状，这和老视形成的原因有关。

正常情况下，在看近处的时候，眼中的晶状体通过调节作用增厚变凸，使近处的光线能够聚焦到视网膜上。与之相反，在看远处的时候，眼中的晶状体则伸展变平，使远处的光线能够聚焦到视网膜上。

人在年轻的时候，晶状体柔软富有弹性，能够随着调节和放松变化，因此看远看近都很清楚。

然而，随着年龄的增长，晶状体不断变硬，其调节力也不断下降。在看近处的时候，晶状体不能够通过增厚变凸来进行调节，近处的光线也就无法聚焦在视网膜上，这就形成了老视。

老视患者将会出现看近困难，近距离阅读时需要把手机或书本拿到眼前30厘米以外，并且需要佩戴花镜来获得较好的近视力。

出现老视的症状之后，我们要注意什么呢？首先，除了

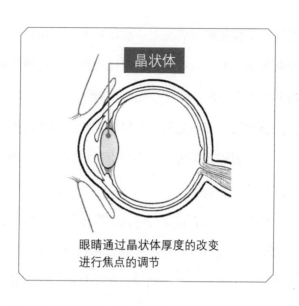

眼睛通过晶状体厚度的改变
进行焦点的调节

验配花镜之外，还应该到眼科进行一次基本的检查。这是因为老视的高发年龄与青光眼的高发年龄比较接近，而青光眼也是造成中国眼病患者失明的重要原因之一。

在中国40岁以上的人群青光眼的患病率大于2.6%，其致盲率可高达30%，而中国的青光眼未诊断率可能高达90%。在其发病初期，很多患者可能没有明显的自觉症状，而等到明显的相关症状出现时，疾病可能已经发展到了比较严重的程度。因此，青光眼的早发现、早诊断和早治疗是非常重要的。

因此，老视出现的时候，也正是到眼科进行青光眼排查的一个重要时机，我们应该好好把握。如果存在患青光眼的风险，或者已经有青光眼的症状或体征出现，之后的就诊计划可以与医生进行商议。而对于没有青光眼风险，也没有糖尿病或高血压等疾病的患者，则可以进一步验配花镜，一般可以每5年左右重新进行老视度数的验配。

03

市面上的非处方滴眼液，大多都含有防腐剂

经常使用会产生副作用

现代人在生活中用眼较多，许多人会购买一些市面上贩售的功效型眼药水，感觉点了以后会比较舒适，其实眼科医生是不建议大家经常使用这些眼药水的。有一些眼药水点上之后可能在短时间内缓解眼睛干涩、充血等症状，但是不点的时候这些症状反而愈加严重，长此以往就会产生药物依赖性。

市面上常见的眼药水往往都添加有防腐剂。尽管有一部分眼药水并不含有防腐剂，短期使用可以达到缓解眼干眼涩的作用，但是过度使用的话，眼药水则会冲刷眼表本身的泪膜，泪膜中含有润滑眼表必要的脂质、蛋白以及保护性抗体，它的破坏将导致眼表微环境的失衡，进而产生更多的眼部不适。

因此，眼药水绝不是解决所有眼部问题的灵丹妙药。正确的方法是，根据自身眼部的病情，严格按照医生的处方用药，按时复查，并遵守用药周期。在这里还要介绍一下正确的点眼方法：点眼药水的时候一定要注意保持瓶口的清洁，避免直接与眼表接触；一般可以扒开靠近外侧的下眼睑，每次仅需点1滴并确保点入下眼睑结膜囊内；闭眼稍作休息，同时可以用棉签或纱布轻按下睑内眦部。

当需要同时点两种或以上眼药水时，要注意每种间隔5分钟以上，避免连续使用时影响上一种药物的效果。此外，点眼后应注意不要频繁眨眼，避免过多的滴眼液通过泪道流入鼻腔，影响治疗效果，可以闭眼稍作休息。

医嘱处方眼药水的正确使用方法

● 遵守使用频次

● 避免瓶口接触眼表

● 每次仅需点1滴，闭眼休息等待药物吸收

● 用棉签或纱布轻按下睑内眦部

● 同时用两种或以上眼药水时，间隔5分钟以上

● 点眼后避免频繁眨眼

04

视疲劳、视物模糊、
眼干眼涩、眼痒眼痛

常见眼部症状如何应对？

很多眼科患者都有这样的症状，在看手机或电脑屏幕时，眼睛感到特别疲劳。还有一些患者可能因为眼镜的度数不合适，或者是眼睛本身有一定程度的外斜视，在看近处的时候需要更加集中注意力，从而使得眼睛更容易疲劳。

人们在使用手机或电脑的时候，正常的瞬目频率会减少，由此可能引起较强的干眼症状，造成眼睛的疲劳感。干眼的常见症状有很多，比如眼干涩、视物朦胧模糊、眼疲劳、眼痒眼痛以及眼部灼烧感等。

干眼的治疗对策

- 眼部热敷

- 保持正常瞬目

- 眼球运动训练

- 保持适当全身运动，维持良好血液循环

- 室内使用加湿器

- 避免空调风直吹眼睛

- 可佩戴干眼专用湿房镜

- 电脑显示器不宜过高，应放置于双眼水平稍下方，使用时双眼睁开不宜过大大部分的眼疲劳都可能是干眼引起的，一般干眼的治疗方法也能比较有效地缓解眼疲劳的症状。

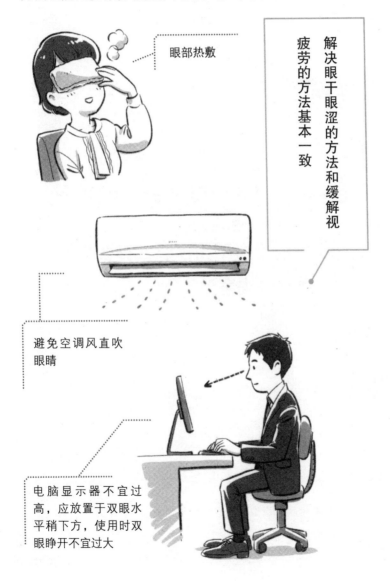

眼部热敷

解决眼干眼涩的方法和缓解视疲劳的方法基本一致

避免空调风直吹眼睛

电脑显示器不宜过高，应放置于双眼水平稍下方，使用时双眼睁开不宜过大

05

所谓"红眼病"

什么样的出血不用担心？什么样的出血要尽快去急诊？

我们有时会遇到这样的患者，他们一般主诉眼睛，尤其是白眼球突然变红，感觉眼睛出血了非常可怕，因此到眼科急诊就诊。

首先我们要明确，这一类出血虽然看起来比较吓人，但是并不是眼底出血，一般也不需要急诊处理。这种白眼球突然变红的表现是结膜下出血，是由于白眼球上覆盖的结膜血管破裂引起的。结膜下出血的患眼一般不伴有眼痛，或者可能有轻微的眼痛，在眼部干燥或环境改变时常有发生，大多数患者无须任何治疗，经过一到两周则可自然痊愈。

如果出现眼部充血，结膜上的血管变得明显，并伴有眼红眼痛以及眼痒，分泌物增多，则可能是得了结膜炎。如果有以上症状的同时，还伴有视力下降，则可能伴有角膜炎或葡萄膜炎等眼病。

角膜炎是角膜的炎症，角膜是我们黑眼球前的透明组织，对于维持正常视觉非常重要。角膜炎的常见症状有眼肿、眼痛、异物感、结膜充血、流泪等，观察可见黑眼球变白。如若未能及时治疗，则可能进展成为角膜溃疡，病变直达角膜深层，造成不可逆的角膜混浊。至此，患者可能丧失视力，且无法矫正。

角膜炎也可以由干眼或过敏（机体的自身免疫反应）引

起，而由细菌、病毒、真菌或棘阿米巴等病原体引起的角膜炎则通常较为严重，应尽早到眼科就诊，明确病原体并选择针对性治疗方案。

在这里我们呼吁大家重视隐形眼镜的正确佩戴和护理方法，这对于预防角膜炎的发生非常重要。

当眼睛里进入灰尘或其他小异物时，一定要马上用自来水或眼药水冲洗。如果有异物感或者眼痛出现，一定要尽快到眼科就诊。

我们眼中的虹膜、睫状体和脉络膜统称为葡萄膜。葡萄膜含有丰富的血管和色素，因此是炎症的好发部位。炎症的

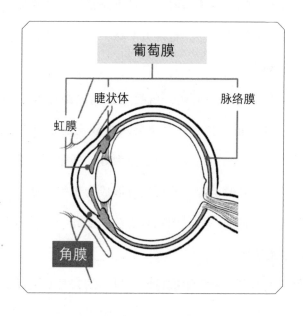

表现可以有眼红眼痛、眼部充血以及视物模糊等。

葡萄膜炎可由多种因素诱发，有的类型可能症状轻微，较易治愈，也有的类型较为严重，易反复且迁延不愈。

有些类型的葡萄膜炎可能引发白内障、青光眼等眼病，因此我们一定要注意葡萄膜炎的正确规范治疗。尤其对于一些高龄患者，葡萄膜炎还可能与一些肿瘤相关，因此我们不仅要重视葡萄膜炎患者的眼部情况，还应该关注其全身的状态。

在这里我们要牢记，当出现眼红、视力下降并且伴有强烈眼痛时，一般是需要急诊进行治疗的，患者应尽快到眼科就诊。

06

吸烟对眼睛的危害

引起多种眼病，增加失明风险；既危害自身，也危害他人烟草燃烧产生的烟雾中含有超过4000种化学物质，其中有多达60种有害物质能够诱发癌症或者促使癌症进展。

与吸烟有关的疾病包括动脉硬化、高血压、糖尿病、代谢综合征、甲状腺疾病、胃溃疡、骨质疏松、脑卒中、心肌梗死、哮喘、癌症、慢性阻塞性肺病、肺炎、妊娠及分娩障碍、婴幼儿猝死综合征、勃起功能障碍、牙周病、抑郁症等。

眼部相关的疾病包括年龄相关性黄斑变性、中心性脉络膜视网膜病、视网膜血管病变、糖尿病视网膜病变等其他相关眼病及其重症化。

吸烟除了有害自身健康，对家人和身边其他人的身体健康也会产生不良影响。因此，为了自己和他人的身体以及眼健康，应该做到不吸烟，早戒烟。

目前电子烟在吸烟人群中也较为普及，很多人认为电子烟较为安全，其实不然，电子烟中也含有许多的有害物质，都会有损自身和身边其他人的身体健康。戒烟对眼睛可谓好处多多，在想要戒烟的时候，由于吸烟习惯的突然改变，很多患者可能会受到尼古丁戒断反应的影响，使得戒烟困难重重。当遇到此类问题时，患者可以到医院的戒烟门诊进行咨询，寻求指导与帮助。

导致日本眼疾患者失明的主要病因

第1位　青光眼（28.6%）

第2位　视网膜色素病变（14%）

第3位　糖尿病性视网膜病变（12.8%）

第4位　老年性黄斑变性（8.0%）

第5位　其他病因（36.6%）

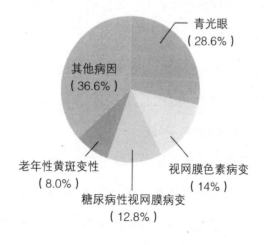

数据来自：Lancet Public Health 2020; 5: e682-91

07

常规体检没问题就可掉以轻心吗？

预防失明最重要的是眼底检查

请问您是否做过全面的眼科检查？很多人都觉得自己在定期体检中已经做了基本的眼科检查，应该没问题。其实不然，一般体检针对的是全身主要脏器，其中眼科检查只是最基本的，并不全面。

眼科全面检查对于高危眼病的早发现早诊断至关重要。在此我们特别建议以下高风险人群每年进行一次全面眼科检查：

- ·40岁以上人群
- ·直系亲属中有青光眼或糖尿病病史
- ·高度近视人群
- ·从未进行过眼科检查人群
- ·常感到视疲劳人群
- ·三高（高血糖、高血压、高血脂）人群
- ·吸烟人群

◆眼底检查对于全身健康状况的把握也具有十分重要的作用

眼科检查中的眼底检查非常重要。通过检查，医生能够直观地判断眼球深部眼底的血管、视网膜以及视神经的状

态。通过检查，除了发现眼部疾病，医生还能够间接地发现颅脑内的一些病变。对于像高血压、动脉硬化、糖尿病这些缓慢进展的疾病，很多患者可能在很长时间内都不会出现明显的自觉症状，但是其眼底都会随着病情进展出现不同程度的改变。因此我们说眼底检查对于全身健康而言也是非常重要的。下面列举眼底检查的一些优点。

优点1：提示脑出血以及脑梗死风险

眼底的视网膜血管与脑部血管为同主干血管的分支，因此性质相通。脑部血管检查起来非常复杂，常常需要大型仪器设备辅助，而视网膜血管的检查则相对简单易行，可以通过眼底检查直接观察到。

随着高血压、动脉硬化等疾病的缓慢进展，血管壁也会出现不同程度的改变。硬化的动脉和相对较为柔软的静脉交叉处会出现静脉压迫或静脉迂曲的表现。

倘若在眼底检查中发现有视网膜出血，应怀疑患者长期患有高血压或动脉硬化的可能。视网膜出血可以反映出血管壁的改变，并提示脑出血或脑梗死等颅内疾病的风险，应到神经内科进行进一步检查。

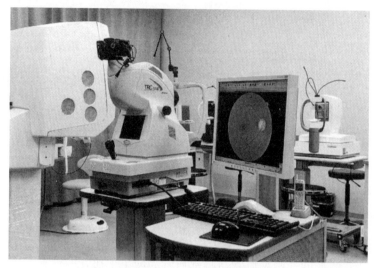

眼底检查仪器（真生会富山医院眼科中心）

优点2：尽早发现糖尿病视网膜病变

随着人们生活水平的提高，糖尿病视网膜病变已经成为造成50～70岁患者失明的重要原因。

倘若在眼底检查中发现糖尿病视网膜病变引起的视网膜出血，说明糖尿病已经在不知不觉中进展多年。糖尿病患者由于其微血管病变，全身各处较易出现伤口，应引起重视，谨慎治疗。

在糖尿病视网膜病变的初期，患者可能没有任何症状，仅能够通过眼底检查发现。当其进展到一定程度，患者眼前可能突然出现黑色片状遮挡，视力严重下降，这才急忙来看眼科。此时，患者感到的黑色遮挡物其实是大量的玻璃体出血。

其实糖尿病视网膜病变的进展也有一个缓慢的过程，就像太阳落山一样，只不过在这个过程当中大多数患者并不会注意到视力的缓慢变化，直到眼底出血的突然发生。但是此时疾病的治疗已经变得相当困难，这也正是我们要对糖尿病视网膜病变引起高度重视的原因。

尽管很多患者发现的时候已经较为严重，但是我们尚且有机会避免失明的发生，一定要积极采取措施进行治疗。

40岁之后，一定要保证每年进行体检，对糖尿病等生活习惯病做到早发现早诊断。同时也要到眼科进行必要的眼底检查。

优点3：尽早发现青光眼

青光眼也是造成中国眼病患者失明的主要原因之一。青光眼造成的视神经损伤长期缓慢进展，早于患者出现自觉症状。通过眼底检查，眼科医生能够较早地发现视神经的异常，从而实现青光眼的早发现早诊断。

在中国40岁以上人群中，青光眼的患病率大于2.6%，其致盲率可高达30%，并且随着年龄增长，其患病率和致盲率进一步增加。很大一部分青光眼患者在其进展期可能没有非常明确的视觉症状，因此中国青光眼的诊断率可能仅有10%左右。

随着青光眼的不断进展，患者将出现视野狭窄。当患者出现明确视力障碍的时候，往往意味着青光眼已经恶化到相当严重的程度了。而此时受损的视神经，无论通过怎样的治疗手段都很难恢复，而患者的视力也基本无法恢复到原来的水平。因此我们说青光眼是无形的视力杀手，是非常可怕的，我们一定要足够重视。

如果较早发现青光眼的风险，则不一定会失明，因为青光眼是缓慢进展的，如果能够较早地进行干预，通过合适的治疗方案，是完全可以有效延缓青光眼进展的。因此对于40岁以上的人群，最重要的是每年定期进行眼底检查，做到青光眼相关眼病的早发现早诊断。

优点4：颅内疾病的风险预测

脑肿瘤或脑出血等颅内疾病会引起颅内压增高，进而引起正常凹陷的视乳头出现水肿的改变。如若在眼底检查中发现视乳头水肿，应该尽快进行CT、MRI等检查，排查颅内疾病。

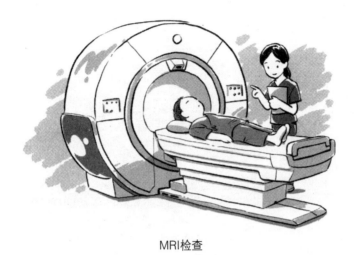

MRI检查

优点5：尽早发现老年性黄斑变性

老年性黄斑变性又称为年龄相关性黄斑变性，是欧美人群中造成成年人失明的首要原因。在中国，随着人民预期寿命的延长和生活水平的提高，老年性黄斑变性的发病率近年来逐年增加，已经成为引起中国眼病患者失明的重要原因之一。

老年性黄斑变性的典型症状为视野中央的中心性暗点，随着病程进展，患者视力逐渐下降，丧失阅读能力。而定期进行眼底检查可以早期发现该疾病的一些典型表现，从而进行具有针对性的干预治疗。

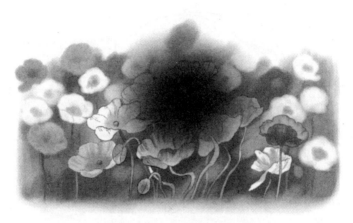

老年性黄斑变性的中心暗点

优点6：尽早发现各种视网膜病

通过眼底检查，眼科医生能够直接观察到常见的眼底视网膜病变。

比如视网膜脱离，此病患者一般不会出现眼痛，因此早期不易被察觉，极易因错过最佳治疗时机而造成患者失明。视网膜脱离中晚期只能通过视网膜手术进行治疗，且术后视力也很难恢复到病前水平。

通过定期眼底检查，如果能够在视网膜脱离的病程初期发现端倪，就可以在眼科门诊通过眼底视网膜激光治疗进行较早的干预，避免疾病进展，保护视力水平。

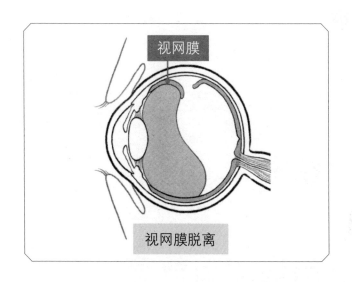

视网膜

视网膜脱离

◆由此我们不难发现，对于许多的眼科乃至全身疾病，如果能在出现自觉症状之前实现早发现早治疗，疾病预后将会得到极大的改善

诚然，对于一些已经严重影响视力的眼病，通过手术也是可以得到有效治疗的，可事实上，确实有更多的眼病在其表现出明显症状的时候已经进展到了晚期，而此时很多眼病患者都深感追悔莫及。

因此，我们更应该牢记眼科检查的重要性，要定期进行眼底检查，对自己的眼健康做到心中有数，实现眼科疾病的早发现早治疗，保护视力，防患于未然。

08

出现"飞蚊症"

可能是大多数人共有的症状，仍不
可掉以轻心

许多人可能都会有这样的感受，总是能看到眼前像是有小虫子或者脏东西飞来飞去，在白天或看白色墙面时会更明显，这就是我们常说的"飞蚊症"，医学上称为玻璃体混浊。

玻璃体混浊在年轻时就可能存在，而随着年龄增长，很多人可能在60岁前后突然出现症状加重。但是大家不需要特别担心，因为绝大部分的玻璃体混浊都是生理性的，并不会引起眼部的病变。

但是"飞蚊症"在一些情况下也会提示视力损害的风险。因此我们也应该注意自我判断，不可以因为这是一种大家都有的普遍症状而掉以轻心。

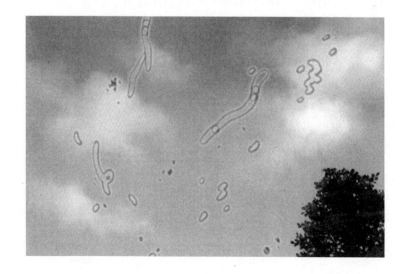

在眼科门诊偶尔会见到玻璃体混浊的患者伴有视网膜裂孔。如果这样的裂孔没有被及时发现,眼球内的玻璃体液就会顺着裂孔流入视网膜下方,进而引起视网膜脱离,造成视力严重下降。

如果此时依然对其置之不理,视网膜脱离的范围将会进一步扩大,造成大范围的视野缺损,失明风险进一步增加,后果将不堪设想。

如果能较早发现视网膜裂孔,尤其是在视网膜产生脱离之前就进行有效治疗,不论患者承担的治疗风险,还是术后视力,都与视网膜完全脱离后再进行治疗有着天壤之别。

那么什么样的"飞蚊症"是安全的?什么样的又是需要进行治疗的呢?从眼睛能看到的玻璃体混浊的形态是无法判断的。一定要通过详细的眼底检查才能有效鉴别。因此我们建议,在出现明显"飞蚊症"的时候,应该到眼科进行详细的眼底检查。

◆ 如何判断玻璃体混浊是生理性的还是病理性的?

人眼内填充有玻璃体,正常玻璃体是透明的,质地如鸡蛋清一般。年轻时,玻璃体质地均匀,紧密充盈在玻璃体腔

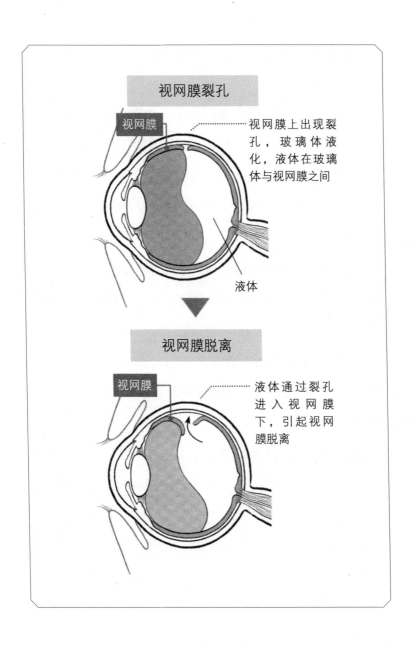

视网膜裂孔

视网膜

视网膜上出现裂孔，玻璃体液化，液体在玻璃体与视网膜之间

液体

视网膜脱离

视网膜

液体通过裂孔进入视网膜下，引起视网膜脱离

内。随着年龄增长，玻璃体性状发生改变，出现混浊，这就是飞蚊症产生的原因。

除了玻璃体随年龄发生的改变，"飞蚊症"还可能出现在一些病理状态中，例如糖尿病视网膜病变、视网膜血管病以及葡萄膜炎等眼内炎症性疾病。葡萄膜炎的典型表现还包括结膜充血、眼痛、畏光、视物模糊以及视力下降等，应注意鉴别。

一些外伤患者在眼部受到如球类物体的撞击时，会感到眼内出现状如闪电或火焰的闪光感，这是由于撞击的瞬间眼球发生变形，玻璃体牵拉视网膜造成的。

有些人可能有在暗处眼前出现闪光感的经历，这也是由于玻璃体牵拉视网膜，引起视网膜的神经传导而产生的视觉现象。

这种闪光感有时是生理性的，健康的视网膜上没有裂孔，危险则相对较低；但是对于已经伴有视网膜裂孔的人群，这种牵拉则会造成视网膜的进一步脱离，必须进行紧急治疗。所以说，只有详细的眼底检查才是明确这些风险最有效的方法。

在单纯性视网膜裂孔的阶段，患者不必进行手术，可以在眼科门诊进行视网膜激光光凝治疗。激光光凝可以封闭裂

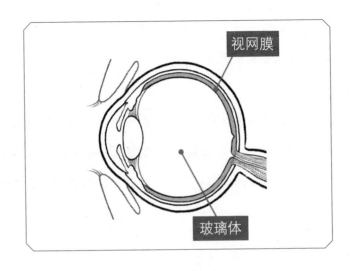

视网膜

玻璃体

孔，加固裂孔周围的视网膜，使其不易产生脱离。

如果玻璃体液已经从裂孔进入视网膜下造成视网膜脱离，此时已经无法进行激光光凝治疗，则必须选择手术治疗。

视网膜裂孔一般由玻璃体牵拉产生，玻璃体一般与视网膜连接紧密，随着眼球运动，玻璃体会继续牵拉裂孔周围视网膜，造成视网膜脱离的加速进展，可在数日内造成失明。此时则需要进行视网膜紧急手术，找到造成视网膜脱离的裂孔并进行修复。

当视网膜脱离累及黄斑区（视网膜中对于视力最重要的位置），即使进行手术修复，视力也很难恢复到脱离前的水平，且手术后很多患者会伴随视物弯曲等后遗症状。如果能在视网膜脱离累及黄斑区之前进行手术，则预后视力提高的可能性将大大增加。

因此当出现"飞蚊症"时，我们应该及时到眼科进行一次全面的眼底检查，这样就可以明确飞蚊症是否为单纯生理性的，是否有视网膜裂孔存在，以及眼部是否有其他的疾病。

● 出现"飞蚊症"？应尽快去做眼底检查

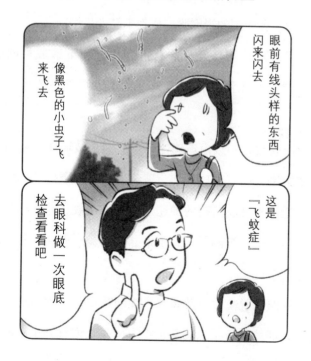

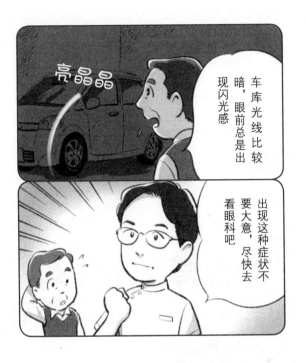

09

"白内障"是什么？和白头发一样，所有人都会有

视力下降时应及时去眼科就诊，抓住多数眼病早发现早诊断的最佳时期

当你觉得"有点看不清"时，请及时到眼科就诊！

这也是发现隐藏在白内障背后其他疾病的良机。

人眼中的晶状体，就好比相机的镜头。当晶状体混浊时，会导致人的视力下降——这就是白内障。90%的白内障都是人体老化所致，是十分普遍的成人疾病。我们可以认为，白内障就像是白发一样寻常的存在。

就好比有人30岁就长白发了，有的人到了60岁还没怎么长一样，白内障的发病也有早有晚。

抛开个体差异不谈，80岁以上的人群，大部分都患有白内障。具体来说，会出现如下症状：

· 出现雾视

· 视力下降

· 眩光

· 在明亮处反而看不清

· 在暗处和明处，视觉感受不同

· 花眼患者不戴花镜也能看清近处了

· 原本视力相仿的左右眼屈光度发生变化，眼睛看东西时分不清远近

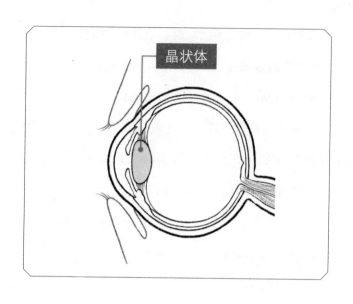

晶状体

　　45岁以上的人群，随着年龄增长，白内障患者也逐渐增多。年轻人群，也会因糖尿病、特应性皮炎、葡萄膜炎、外伤等原因患上白内障。

　　白内障患者，往往自以为"能看清""没问题"，察觉不到自己的视力正在逐渐下降。

　　正因为没有自觉症状，患者走路时容易被绊倒。

　　而由于患病，患者阅读文字开始变得困难，理解认知也会出现问题，随之可能进一步加快阿尔茨海默症的进程。

◆通过在医生的指导下挑选合适的人工晶体，术后视力基本可以恢复到不需要戴眼镜的状态

白内障可经手术治愈，患者可以很快出院。医生将混浊的晶状体进行超声乳化抽吸，再通过推注器将人工晶体植入，取而代之。这就是目前广泛开展的"白内障超声乳化抽吸术"。这种手术发展至今已经达到微创水平，术中切口仅2～3厘米，术中患者的痛感亦可忽略不计。此外，目前人工晶体度数预测技术也更加成熟，所以一般来说，做完手术的第二天，患者的视力就可以实现很大程度的恢复了。

如果患者除了白内障外没有其他眼病，那么约一周后，视力就可以稳定下来。

此外，随着医疗水平的发展，通过精准计算人工晶体度数可以同时矫正患者近视或远视的症状。因此散光、近视、远视等症状，也可以通过本手术一并治愈。甚至，还有可以矫正花眼的"多焦点人工晶体"可供患者选择。

※人工晶体的类型和选择方法，具体如下：

（1）单焦点人工晶体

白内障手术时植入眼内的人工晶体，一般都是单焦点人工晶体。单焦点人工晶体并不能用来实现所有距离的聚焦，

而是只能用来对某一个点实现聚焦。

所以，如果为患者植入的人工晶体可以让他看清远距离的东西，从而保障他的驾驶安全，那么与此同时，他就看不清近处的东西，例如手机里的字。

反之亦然，如果植入的人工晶体能帮助患者看清近处的东西，那么看远处的交通标识又成了问题。

也就是说，如果把人工晶体的屈光度数设为能够帮助患者看清远处的度数，他看小字的时候就需要另配一副眼镜；反之，如果设为能让患者看清小字的度数，他开车的时候就需要另配一副眼镜了。

（2）多焦点人工晶体

一种克服了以往单焦点人工晶体不足的新产品应运而生——多焦点人工晶体。

多焦点人工晶体，是一种可以帮助患者既能看清远处的时钟，又能看清近处报纸上的小字的"远近两用"人工晶体。患者一旦植入，即便是到了六七十岁，也几乎不再需要眼镜。

然而，多焦点人工晶体也有以下几点不足：

·距离自己中等距离的物体，看起来不太清晰。

·无论看远处还是近处，清晰度都不如单焦点人工晶体。

· 夜间开车时，多焦点人工晶体与单焦点人工晶体相比，视觉质量较差。

· 多焦点人工晶体植入术是高端医疗手术，不在医疗保险的报销范围内。一侧眼睛的手术费用就要花掉两三万元人民币，并且费用需要患者个人承担（投保含有高端医疗手术项目在内的人寿保险的情况除外）。

（3）交替注视（Mono-Vision）

要是有人觉得"连保险都不能报销，这么昂贵的手术我可承担不起……"，那就可以选择"交替注视"。也就是一只眼睛植入能让人看清近处的人工晶体，另一只眼睛植入能让人看清远处的人工晶体。接受了这种手术，即使患者不戴眼镜，也能达到既能看清近处又能看清远处的目的。

◆**如白内障引起视力下降，建议患者尽早进行检查**

那些因白内障而导致视力逐渐下降的患者，只要在医生的指导下选择合适的人工晶体，即使是那些之前必须时刻佩戴厚重的近视镜、远视镜或隐形眼镜的患者，也可以恢复到不戴眼镜的状态，或者偶尔需要佩戴低度数眼镜，满足特殊生活需求。

　　无论在患病初期就开始治疗，还是病情恶化后才开始治疗，单纯白内障都是可治愈的。但我还是建议，要在晶状体混浊不太严重的时候就及时就诊，接受检查。

　　之所以这么说，最重要的原因是，白内障的背后可能隐藏着一些其他疾病，比如：青光眼、老年性黄斑变性、糖尿病视网膜病变等。而这些疾病，一旦病入膏肓就无可挽回。而且，患者会因白内障恶化而导致视力下降，从而无法完成眼底检查。

　　除此之外，在人工晶体植入术中，医生需要用精密仪器测量眼轴长度，从而决定人工晶体的度数，这时如果因白内障过于严重，则会影响测量，使其精准度下降。

　　综上所述，建议患者在"感觉有点看不清"的时候就去眼科就诊。这样做的好处是，可以及时发现白内障背后隐藏着的其他重病，也可以有充分的时间去接受高质量的检查和治疗。

10

白内障手术是择期手术，不必着急

但是如条件允许，应尽早手术，效果更佳

"我能看见啦！原来我长这个样子呀！我一照镜子，吓了自己一跳。"大多数白内障患者在术后，都会以满面笑容来表达他们内心的喜悦。

白内障不是急诊眼病，无须特别急于安排手术。只要手术时机不是过于晚期，都能够恢复得比较好。什么时候做手术，取决于患者看东西是否有困难。

一般来说，手术中会对患者进行短时间的眼球局部麻醉，这会令一些患者感到恐惧。其实，白内障手术是微创的，术中也不会看到医生拿着手术刀一点点靠近眼睛的恐怖画面。所以，不要自己吓自己啦！

有的人犹豫道："早一天做手术，人工晶体不就早一天到使用寿命吗？"其实一般来说，人工晶体植入术一生只需要做一次，无须二次手术。如果患者已经苦恼于视力下降却还拖着不做手术，那可就不是明智之举了。

白内障手术的优点，可以列举以下几项：

优点1：

对于易患急性闭角型青光眼的患者来说，可起到预防作用。

优点2：

患者的视力恢复后，对外界信息的认知也比从前容易了。

可预防阿尔茨海默症。

（已经发展成阿尔茨海默症的情况，不能通过白内障手术治愈。）

优点3：

患者通过改善视力，间接提升了行动能力，促进身体健康。

优点4：

患者入睡更容易，早晨可以清爽舒适地醒来。

有缓解抑郁状态的功效。

（白内障就像一枚黄色的滤光片，阻止了蓝光进入眼睛。而较长波段蓝光具有保障昼夜节律的作用。白内障治愈后，眼睛可以正常沐浴和吸收蓝光，使之发挥应有的作用。）

优点5：

　　佩戴高度数眼镜或隐形眼镜的患者，在白内障术后，其近视或远视症状也可以一并得到治愈。患者在术后，可以恢复到几乎不需要眼镜，或偶尔在必要的时候使用低度数眼镜的程度。

11

面部有特应性皮炎病史的患者更容易得眼病

即使没有自觉症状，每年也应至少到眼科检查一次这里建议面部患有特应性皮炎的患者，即便没感觉到有任何不适，至少也要一年做一次眼科检查。

因为当特应性皮炎出现在面部，特别是眼周的症状比较严重时，很可能是由白内障、视网膜脱离、角膜炎、圆锥角膜等眼病引起的。

如果患了白内障，视力就不能通过眼镜或隐形眼镜来提升了。症状严重的话，就需要手术治疗。

需要注意的是，大部分白内障患者，做视网膜脱离检查会比较困难。因此很多时候，当患者本人和医生都认为影响视力的是白内障时，视网膜脱离的病情也可能正在悄然发展。

视网膜脱离一旦出现，其手术难度会随着时间的推移逐渐增高。而且，特应性皮炎患者的视网膜脱离，可能出现（导致视网膜脱离的）裂口不易找到，或裂口较大、治疗困难的情况。

正因为如此，收治视网膜脱离患者的眼科一般都会建议患者进行白内障的相关检查及治疗。

特应性皮炎引发睑缘炎时，患者会通过揉、拍等方式去缓解瘙痒，结果令病情更加恶化，引发金黄色葡萄球菌感染或者角膜炎、结膜炎。因此有相关症状出现时，不容忽视，

50

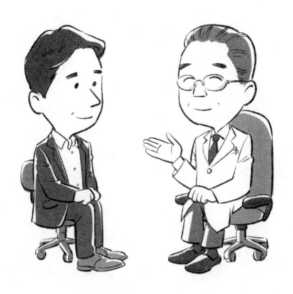

请到皮肤科门诊接受专业的治疗。

　　用于特应性皮炎治疗的肾上腺皮质类固醇药物，效果甚佳，然而用在眼周，却可能导致眼压升高或引发青光眼。

　　一般来说，眼压升高的症状，患者本人不易觉察。而眼压升高导致的视野狭窄，不发展到一定程度患者可能发现不了。即便是发现后就立即开始治疗，视力也很难恢复，因此需要格外注意。

　　如果在药品说明里看到了"涂抹时请注意避开眼部"的字样，就请不要自作主张在眼周用药。请在皮肤科专业医生的指导下用药的同时，到眼科就诊，确认是否有白内障、视网膜脱离等病症发生，并定期监测眼压。

12

青光眼是视力的头号杀手

40岁以上的人群中，青光眼的患病率可高达百分之五青光眼的典型临床表现为视神经逐渐萎缩，视野逐渐狭窄。

视神经一旦受损则无法复原。然而，青光眼的进展往往要经过好几年，所以确诊青光眼时，可不必过于担心"会不会明天就失明"。重要的是发现了任何可疑症状，应该及时做眼科检查，避免病情继续恶化。

随着医学的进步，肺炎、脑卒中、癌症等疾病能够得到有效医治，使人的寿命得以延长。与此同时，眼睛的寿命相对来说就比肉体的平均寿命更短。

可以说青光眼就是这样一种疾病，明明身体还是健康的状态，而视神经却早一步气数已尽。

在人均寿命五六十岁的年代，青光眼是一种极少见的疾病。然而现在人类已经到了能活到八九十岁高龄的时代，患青光眼的人也越来越多了。

可是，对自己患了青光眼却浑然不觉的，大有人在。据统计，只有不到两成的青光眼患者接受了治疗。

◆对"视野缺损"无自觉症状时，驾驶车辆十分危险

青光眼会造成患者视野局部缺损，或者视野逐渐狭窄。

而且往往在症状足够严重之前，患者本人都觉察不到。

造成难以觉察的原因有二：

一是由于我们看东西时是用双眼看，因此即便一侧的眼睛视野缺损了，另一侧的眼睛也会起到辅助作用。

二是由于当视野缺损部分所包含的信息不能进入大脑时，人的大脑会根据眼睛所看到的部分补充缺损的信息。正因如此，患者对自己未能获取外界信息一事毫无察觉。

一个人觉察不到自己"看不见"是十分危险的。

一个健康人如果看到视野边缘处有东西出现时，往往可以提前做出合理的反应。

然而，当视野缺损时，人就不能看到视野缺损部分的障碍物。所以当障碍物出现在自己视野范围内的时候，会令他感到十分突然。如果是在驾驶中，情况就变得更加危险。

如果患者的上方视野缺损的话，那么他就看不到交通信号灯，也因此有闯红灯的危险。

当下方视野缺损时，患者在驾驶时会看不见行人、自行车一类的障碍物，容易导致事故的发生。

等到病情进一步发展时，患者开始意识到自己"好像看东西看得不全了"。可以说当患者有这种感觉时，病情已经发展到比较严重的程度了。

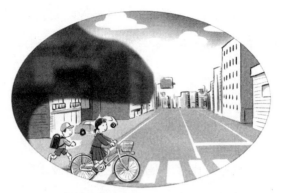

上方视野缺损时，患者意识不到自己看不
见信号灯

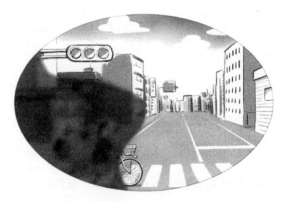

下方视野缺损时，患者意识不到自己看不
见行人

当病情再恶化下去，患者会因视野狭窄而影响生活。

病情发展到末期，视野缺损区域慢慢扩大到眼睛的中心区域，视力随之逐渐消失，患者看东西会变得很困难。

◆青光眼大体可分为两种类型

青光眼的典型临床表现是视神经萎缩以及视野缺损，而眼压升高是病情进展的高危因素。所谓眼压，指的是眼球的硬度。

眼压是由进入眼内的房水的量以及排出眼球的房水的量之间的平衡来决定的。

房水的出口叫作"房角"，根据其表现形式不同，青光眼大致可分为"开角型青光眼"和"闭角型青光眼"。

开角型青光眼：虽然房角是开放的状态，但房水排除通路依然出现堵塞的情况而引发的青光眼。虽然也有例外，但此类发病患者中，近视眼患者比较多。

闭角型青光眼：往往出现在房角本来就狭窄的眼睛，是由于房角关闭导致眼压升高从而引发的。同样，虽然也有例外，闭角型青光眼多发于远视眼患者。而且据说从性别角度来看，女性患者是男性患者的三倍左右。

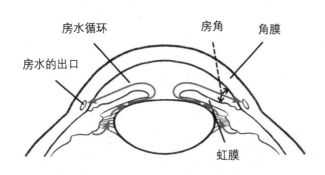

房水循环　　　　　　房角　　角膜

房水的出口

虹膜

开角型青光眼

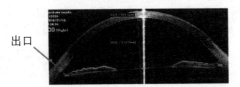

出口

虽然房角是开放的，但房水的流出通路堵塞导致眼压上升

闭角型青光眼

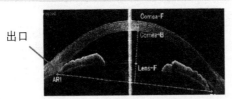

出口

房角狭窄，房水的出口堵塞导致眼压上升

13

青光眼急性发作很危险，如不及时治疗很可能会失明

从来不戴眼镜的人、从未看过眼科的人都要注意！

一般来说，青光眼患者在疾病早期一般没有自觉症状，使得病情在不知不觉中悄然发展。但"急性闭角型青光眼发作"时，有可能导致患者视力急转直下甚至失明。

急性闭角型青光眼发作时，房角狭窄的患者，可能会面临眼压骤然增高、雾视、眼痛、头痛、恶心、呕吐等症状。急性闭角型青光眼经常发作于患者身在暗处、俯身低头时。

当房角大面积堵塞，房水不能流出，会导致眼压急速上升，引起闭角型青光眼急性大发作。年纪越大的人越容易发病。此外，感冒药、镇静剂、内视镜检查前用药等，也可能引起急性闭角型青光眼发作。

由于急性闭角型青光眼发作还可引起患者的头痛和呕吐，很多时候容易被误判为胃肠炎或脑出血等，被误送到内科或脑外科，延误治疗，导致失明。

急性闭角型青光眼发作的特点，除了头痛和呕吐之外，还有眼痛以及视物模糊等症状。此时检查可以看到，患者的瞳孔散大，光反射迟钝甚至消失。

由于眼压升高而导致患者角膜水肿，瞳孔形状无法辨别的情况也多有发生。患者有必要及时接受降低眼压的治疗。

闭角型青光眼急性大发作多发生在那些年轻时视力较好的人身上。需要格外注意的，恰恰是那些得意于"没看过眼

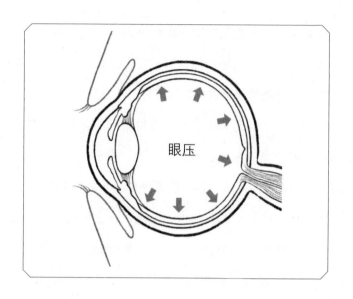

眼压

科""不戴眼镜"的人。

有如下这种头痛、恶心的症状时，需要注意！

除头痛、呕吐感外，还有以下特点：

特点1：眼痛，视力下降

特点2：瞳孔散大，畏光明显

有以上症状的人，请立即到眼

科就诊！

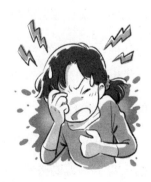

14

随着眼科检查设备的进步，青光眼的早期发现和诊断是可能的

一旦怀疑自己出现老花的症状，应尽快接受眼底检查

某天，一位60多岁的患者自觉视力下降，来院就诊。

检查结果显示，患者已经处于青光眼末期，其视力已如风中残烛。很遗憾，这个时候医生再想去恢复视力和视野，已是回天乏术了。

患者不禁懊悔地说："说起来我忽然想起，几年前体检的时候，医生说过，我的眼睛需要进一步的详细检查。但是因为当时没有什么症状，我后来没去做检查。"

怀疑自己的眼睛出现了老花症状，到眼科就诊时，顺便也做一下眼底检查吧！可以说这是及时发现青光眼的良机。

神经纤维将视网膜各处的信息汇聚到视神经乳头处，再集中传输至大脑，这就是眼睛的工作机制。

视神经乳头的外形看起来好像捆起来的一把线，从视神经乳头横断面可以看到，它呈现四周凸起，中央少许凹陷的形态。

正常人眼睛的视神经束较厚，而青光眼患者的视神经萎缩，视神经乳头中间的凹陷就会扩大。

近年来，视神经的厚度已经可以通过光学相干断层扫描（optical coherence tomography，OCT）来进行实际的测量了。有了它，青光眼在患病初期就可以及时被发现。

当患者通过眼底检查发现有青光眼风险时，可以进一步

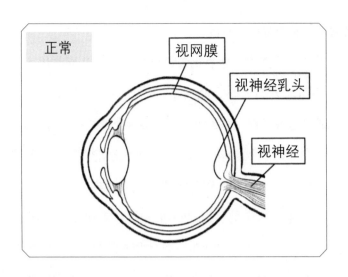

正常

视网膜

视神经乳头

视神经

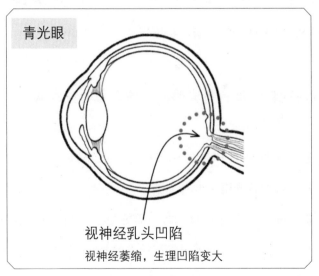

青光眼

视神经乳头凹陷

视神经萎缩，生理凹陷变大

63

通过视野检查来明确诊断。

做视野检查时，患者需要盯住中间一点，同时用余光看来自四面八方的大小、亮度不一的小光点，并按下手中按钮。通过这种检查，医生可以确认患者视野的状况。

在青光眼发展最初，虽然视神经已出现损伤、萎缩的状况，但一般来说在视野检查中不能发现异常。

若视神经损伤的情况进一步发展，就会形成早期青光眼。早期青光眼虽然可以在检查时发现异常，但此时患者对自己视野狭窄的情况依然毫无觉察。当本人能够觉察时，往往病情已经发展到较严重的程度了。

◆当医生怀疑你有青光眼时，请反复检查确认

通过眼底检查和视野检查的结果，可以有"排除青光眼"和"疑似青光眼"两种诊断。

被诊断"疑似青光眼"时，需要多次检查，确认是否患病。根据程度不同，所需要例行检查的时间间隔也不同。

如同脸型会遗传一样，眼睛的形状也会遗传。如果一个人的父母、兄弟姐妹中有患青光眼的情况，我们一般认为这

个人也比较容易患青光眼。

通过眼科检查，可以知道一个人的眼睛是否容易患急性闭角型青光眼。通过裂隙灯显微镜检查和房角检查（一种通过特殊检镜来检查的方式），也可以判断出患者是开角型青光眼还是闭角型青光眼。

近年来，有一种叫作眼前节OCT的检查，是一种非接触检查方式。

青光眼的治疗方案根据其类型而有所不同。

开角型青光眼的第一治疗方案是，通过滴眼液来降低眼压。

如果滴眼液也未能中止患者视野的继续恶化，眼压依然无法降低，则需要探讨手术治疗。

另一方面，闭角型青光眼的患者由于房水出口堵塞，如果仅用滴眼液治疗，房水出口会变得越来越狭窄。到了那种程度，滴眼液会越发不能起效。因此，首先要进行使房角开放的治疗。

如果房水出口突发大范围堵塞，造成眼压急速上升，则会引发闭角型青光眼急性大发作。

【解说】OCT（光学相干断层扫描）检查

OCT是一种运用激光拍摄眼角膜或视网膜的断层的检查。

最新款OCT可以检查到视网膜外侧的脉络膜，甚至连血管的状态、视网膜每一层的状态都可以掌握。

OCT检查的作用就是，通过检查眼角膜和虹膜的状态（也就是房角），来判断患者是不是易患急性闭角型青光眼发作的眼睛，也可以区分青光眼的类型。

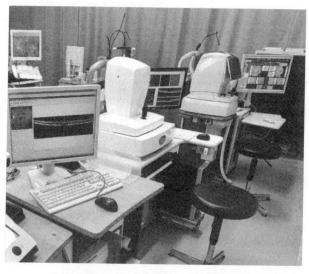

OCT的检查设备（真生会富山医院眼科）

OCT检查可以用来协助诊断视网膜或脉络膜相关眼病，还能通过分析视神经的状态，在青光眼和其他视神经疾病的诊断中发挥作用。

　　也就是说，与平面的眼底检查相对，OCT检查更立体、更精密，因此可以用于视网膜、脉络膜、视神经的详查。

　　但是，OCT检查仅能看到眼底的中央部分，只凭借OCT检查是不能看到眼底的整体状态的。

15

即使眼压正常也不能掉以轻心

正常眼压青光眼也要引起重视

青光眼中还有一类是"正常眼压青光眼"。这种类型的青光眼，明明眼压在正常范围内，但是视神经却面临着持续损伤。

也就是说，当患者去体检时，虽然检测结果显示他的"眼压正常"，但这个眼压对他的视神经来说却是过高的。想知道这个患者到目前为止的眼压情况如何，怎样导致青光眼发展到如此地步的，首先需要患者在治疗前多次测量眼压。治疗的过程是这样的，首先设定目标眼压，然后通过降低眼压，减轻对视神经的负担来防止青光眼的恶化。

对患者来说，究竟眼压多少才算合适，答案因人而异，这还需要在后续不断地监测眼压及视野的变化的基础上才能判断。

因此，青光眼的治疗切忌屡次、随意地更换就诊机构，而是应该在固定的眼科接受持续的治疗。

一旦患者想要更换就诊机构时，需要携带全部详尽的就诊资料，提供给新的就诊机构和医生。

16

青光眼是伴随一生的眼病

要与医生充分沟通，治疗是一场持久战

有人问过我："是不是我提前使用了预防类眼药，就可以防治青光眼了？"

实际上，用于青光眼治疗的眼药，各有其副作用，如引起哮喘、脉搏变慢、引发头痛、出现黑眼圈、睫毛变长等。

此外，滴眼药也会令人不舒服，出现眼睛刺痛、充血等症状不说，价格也很高。

所以，当患者怀疑自己患了青光眼时，想要确认病情是不是还在继续发展，一般都需要一个过程。（比如说，有的人虽然出现视神经萎缩的情况，符合青光眼的特点，但有可能他天生如此，也有可能是其他疾病的后遗症。而这种情况，病情是不会进一步发展的。）

一旦确诊了青光眼，患者就要首先通过滴眼药来治疗了。

青光眼是一种终身疾病。患者应该根据自身体质选择合适的眼药，持续点眼治疗。

患者刚开始点眼治疗时，即便最初没什么副作用，一旦用药时间久了，也会出现咳嗽、眼前发黑、眼周皮肤发炎等。

出现这类情况时，请不要随意换药或更换医生。要和给你开药的医生及时商量，更换药物或选择其他治疗方案。

如果一言不发就换了一家眼科看病，对青光眼这种需要长期监测病程的疾病来说，治疗会变得格外困难。

因为青光眼往往发展到末期才会出现症状，滴眼药并不会产生立竿见影的效果，因此不少患者在已经开始治疗后又半途而废了。

每次复查时，医生都会给患者开同样的眼药，并肯定地说"情况不错"，有的患者就误以为自己"已经好了"，从而中断治疗。

当患者中断治疗较长时间后，因视力下降等问题再次就诊时，青光眼已经发展到十分严重的程度了。这个患者明明初期就开始了治疗，结果这样实在是令人惋惜。

这里医生所说的"情况不错"指的是，"按照现在的情况来看，继续点眼治疗的话，病情发展可以得到有效的控制"，而不是"你的青光眼已经治好了，不需要再治了"的意思。

患者应时刻关注自己的青光眼发展情况，并时刻与医生保持沟通，不断地坚持治疗，才是关键所在。

◆选择手术治疗青光眼的时机

我经常听到这样的误解："白内障可以手术治疗，而青光眼不能手术治疗。"

其实，青光眼是可以手术治疗的。

只是青光眼手术的目的是降低患者的眼压，尽量延缓病情发展进程，却不能恢复患者已经狭窄的视野。

以下情况，患者需要选择手术治疗。

·因房水排出通道堵塞而导致眼压上升的情况。

·房水排出通道虽然没有堵塞，但只靠眼药不能充分使眼压下降，如果不进一步降低眼压，将无法防止青光眼进一步恶化的情况。

◆青光眼手术的两种类型

青光眼手术大致分为两种类型。

第一种类型，打通房水排出通道的阻塞处，使房水可以顺利排出，从而降低眼压。这种手术危险性较低的同时，降眼压效果也不是十分显著。

第二种类型，在原本房水的排出通道之外，在结膜下面

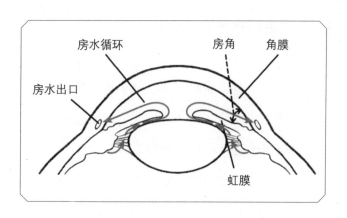

房水出口　房水循环　房角　角膜

虹膜

另外打造一个房水排出的迂回通道，称之为"青光眼滤过手术"。这种手术可以有效地降低眼压，与此同时，也有诸多注意事项。

·终身需要警惕眼内感染的风险；

·需要定期确认人工制作的"房水排出通道"是否堵塞，如有堵塞，需要做疏通处理。

随着医疗技术水平的发展，手术方法也在不断更新改良中，但一般来说，青光眼手术只有这两种类型。具体选择哪种类型的手术，还需要根据患者的症状和生活习惯等因素来探讨治疗。

如果青光眼没有得到治疗，会经历如下阶段的发展变化：

"↓"的过程往往需要数年

通过OCT检查可以发现，患者的视神经正在萎缩

通过眼底检查可确定，视神经乳头的生理凹陷变大，但视野检查的结果显示无异常

视野检查结果异常，但患者毫无自觉症状

患者逐渐自觉视野狭窄，但生活不受影响

患者戴上眼镜视力可达1.0，但看东西很吃力

患者即便戴上了眼镜视力也不能达到1.0

患者看东西十分困难

患者无法阅读

17

老年性黄斑变性患者逐年增多，正成为新的视力杀手！

常因单眼发病，而另一只较好眼代偿使用而错过早期诊疗时机在中国，有一种眼病的患者正在激增。下面这些症状，你有过吗？

·看东西时中间部分看不清楚。

·看东西时中间部分看起来发黑。

·看东西时中间部分是缺失的。

·看东西时扭曲变形。

这就是在欧美国家位列成人失明原因第一位的老年性黄斑变性。随着人口老龄化和饮食生活习惯改变，老年性黄斑变性的患者正在激增。

◆在视网膜中，负责中心视力的部分叫作"黄斑区"

感光的视网膜中，灵敏度特别高，负责视力的部分叫作黄斑区。

黄斑区以外的视网膜，是负责周边视野的部分。例如"哎呀，好像有人来了""那里好像有个广告牌"，能够让人看到这些，就是黄斑区以外的视网膜所起的作用。

例如"这是某某人"，或者"这个是某某品牌的广告牌"这种识别人脸或者识字的功能，就是黄斑区所起的作用。

虽然黄斑区只是区区几毫米的一块区域，但是只要黄斑区发生了病变，即便其他的视网膜没有异常，视力也会明显下降，看什么都看不清楚，还会出现看东西扭曲变形或者视野中央缺损的症状。

从横断面来看，正常黄斑的中央部分是凹陷的。这个中心凹陷区域内的视细胞，会在我们想要非常仔细地看什么的时候发挥作用。黄斑病变包括裂空、出血、新生血管等多种类型，多发于五六十岁人群。黄斑病变无痛感。

当黄斑病变造成某一侧的眼睛视力下降时，由于我们习惯用双眼看东西，往往容易忽略掉这只眼睛的病变。很多来就诊的患者，都是偶然用这只病眼看东西时，发现"欸？这只眼睛看东西时怎么怪怪的"才到眼科就诊的。

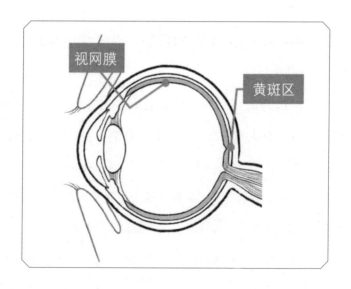

尽管如此，随着时间推移，发病后尽管坚持治疗，但效果却还是不尽如人意。重要的是，患者需要时常关注自己单侧眼睛的情况，如果发现异常，应该立即就诊。

老年性黄斑变性的自查
（阿姆斯勒表）

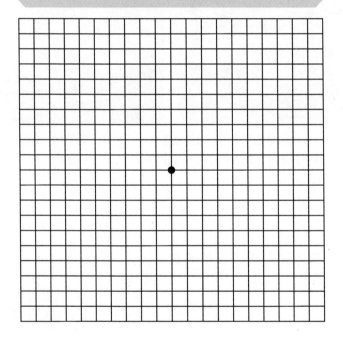

【自测方法】
①请把这个表格放到距离自己30厘米的地方。
　（请佩戴眼镜或隐形眼镜）
②两只眼睛分别进行测试，请看表格中心的黑点。
③如果发现线是扭曲的，或者表格中间部分是暗的、缺损的，请尽快到眼科就诊。

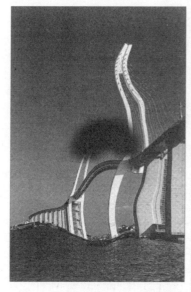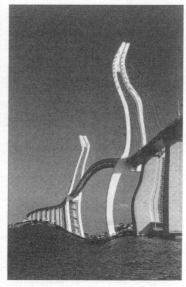

当视网膜中负责中心视力的黄斑区病变发展、恶化时，我们眼中的景色可能会扭曲变形，视野中央区域会出现发黑、缺失的情况

◆如果不进行治疗，视力会一落千丈

黄斑相关疾病有多种，近来，其中一种逐渐为人所熟知，那就是"老年性黄斑变性"。病如其名，老年性黄斑变性就是随着年龄增长，视网膜老化，黄斑区发生病变，从而造成患者视力下降的一种疾病。

病情恶化后，患者不仅在视力检查时会遇到麻烦，就连阅读都会成问题。视力下降只是或早或晚的事情。一般来说，随着病情持续发展，如果不加以治疗的话，不管配什么眼镜，患者的视力都会下滑到0.1以下。如果出现黄斑区出血的情况，患者有可能发生突然失明的情况。

此外，如果黄斑区的损伤持续加重的话，患者最终会连颜色都无法分辨。一般来说，由于周边的视野都能保住，患者不会达到完全看不见的程度，但是阅读或者驾驶车辆都会成问题。

如果不加以治疗的话，患者的视力会一落千丈。

尽早开始治疗，对阻止病情发展，以及对患者视力的改善（也要根据病情）均有积极作用。但是一旦患病，患者就很难回到最初的视力水平了。

◆建议戒烟，并注意平时用帽子、太阳镜遮阳

一般认为，视网膜的老化，与遗传以及长年接受太阳光照射有关。

在欧美国家，老年性黄斑变性作为病因的首位，很可能与欧美式的饮食和生活习惯相关。

据悉，吸烟人群比不吸烟人群更容易患病。

为了预防本病，建议您戒烟，并注意用帽子、太阳镜遮阳。

从饮食预防的角度来说，含有维生素A、维生素C、维生素E、叶黄素、β-胡萝卜素等抗氧化维生素、锌元素等抗氧化矿物质、Ω3系多不饱和脂肪酸（α-亚麻酸、DHA、EPA）等营养素的食物，对该病的预防有益。具体来说，黄绿色蔬菜和鱼类比较适合，或者服用含有这些营养素的营养品，也是有作用的。

● 用一侧眼睛看东西会怎么样呢？来测试一下吧

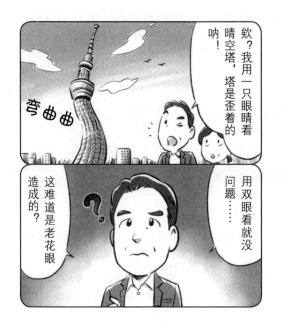

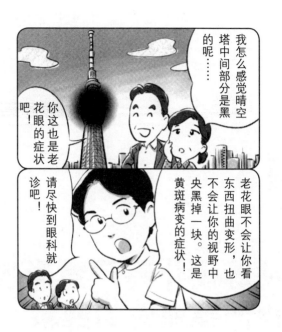

18

动脉硬化将严重影响视网膜血管的健康

可能引起突发视物不见，如同眼内的视力开关在过往的体检中，你是否有过血压、胆固醇或甘油三酯高于正常值的经历？

因为高血压、高脂血症而导致动脉硬化的患者，这些病症对眼睛也会有较大影响。

视网膜的血管中，有将血液从心脏运送到血管末端的动脉，也有把血液运送回心脏的静脉。

如果供给视网膜的动脉源头处发生阻塞的话，会对视网膜的运转瞬间产生影响，就好像关闭电灯的开关一样，造成患者突然失明（视网膜中央动脉阻塞）。

如果动脉分支阻塞的话，会造成患者视野忽然缺损（视网膜分支动脉阻塞）。

◆患有视网膜血管阻塞的患者，患脑梗死和心肌梗死的风险也将大大增加

患者由于高血压、高脂血症导致血管壁变硬，容易出现阻塞。比如说心房纤颤这类疾病，会在血液中形成斑块，斑块在血管中形成栓塞，阻塞血液的运行。因此这也是老年人的高发病。如果是年轻人患有视网膜血管阻塞，那么有可能还隐藏着其他未发现的内科疾病。

视网膜的血管就像树枝一样，血管末端的"树枝"之间不存在互相联结的地方，因此一旦出现了阻塞，阻塞前方的血流就会变差。脑血管和心血管也同样如此。

视网膜血管阻塞的患者，也同样容易患上脑梗死与心肌梗死，因此高血压、高血脂需要及时治疗。

◆视网膜静脉阻塞时，患者眼前发暗，眼睛看不清

有时，血管壁变硬的动脉，会在和静脉的交汇处压迫静脉，引发阻塞。

静脉的分支阻塞时，血液没有了去处，便从血管溢出来，造成视网膜出血，使患者看东西时感觉发暗（视网膜分支静脉阻塞）。

出血的范围波及黄斑区的话，患者会出现视力下降，看东西扭曲变形等症状。

如果静脉堵塞处的出血波及黄斑区的话，会导致患者视力下降，如果出血未波及黄斑区，则对患者视力无影响。

视网膜所感受到的影像是上下左右颠倒的，下方血管阻塞的话上方视野会变暗，上方血管堵塞的话下方视野会变暗。

黄斑区以外的部位发生小规模阻塞时，患者本人可能毫无察觉。这类阻塞一般会在眼底检查中发现。

如果静脉血管在上游回流处阻塞，视网膜整体的血液都会停滞，视野会变暗，同时视力也会下降（视网膜中央静脉阻塞）。

这种血流停滞的状态持续几个月之后，血管构造会发生变化，毛细血管网会破裂，血液供给也会恶化。最终不仅是血管阻塞导致血液外溢的问题，还会引起其他各种各样的问题。

血液停滞的部分十分脆弱，也会长出异常的"新生血管"，血液一点点渗出，在眼球内出血，造成患者视力突然下降。

此外，静脉阻塞的区域，视网膜变脆、破裂，甚至有时会造成视网膜脱离。（起到调整眼压作用的）房角处长出新生血管，有时会引发难以治愈的"新生血管性青光眼"。

当静脉没有完全阻塞时，患者可能会恢复到发病前的视力，当完全阻塞后，尽管患者的视力和视野能有少许好转，但大部分情况是不能恢复如初了。

◆注意控制吸烟，适度补充营养

想要预防静脉阻塞，我们可以通过调整血压，以及改变那些能够引起动脉硬化的坏习惯，如戒烟等。

高血压、高脂血症、吸烟等都容易使动脉硬化进展。所以，请控制血压、戒烟、适度补充营养。

19

确诊糖尿病后，应定期进行眼科检查

尤其是视力较好的患者更要重视

患者在确诊糖尿病后，除了坚持在内科接受治疗之外，还应尽早到眼科就诊，及时进行糖尿病视网膜病变的筛查，较早排查视力下降的危险因素。

就诊时请携带医保卡以及糖尿病病历。患者的病历中记录着视网膜病变的状态，一来可以作为自己的备忘录，二来也可以作为医生了解病情的资料。

在眼科，患者需要接受视力、眼压、眼底等必要的检查。根据病情，患者可能接受散瞳检查。需要注意的是，散瞳后的眼睛会经历几小时畏光以及眼睛无法对焦的过程，在此期间患者不能驾驶车辆。（除了散瞳，还有一种叫作SLO激光照相机的设备，可以拍摄到周边眼底的情况。患者就诊的医疗机构不同，设备也有所不同。）

患者需要每年至少复查一次，根据病情，按照医嘱的就诊频率接受复诊和治疗，采取眼内光凝术、药物注射治疗、玻璃体视网膜手术等治疗方案。然而，一旦内科与眼科的治疗长期停滞，糖尿病视网膜病变依然有致盲的风险。因此如果患者的治疗耽搁了，还需尽早到内科与眼科恢复就诊。

一旦治疗中断，重新恢复治疗，患者的身体情况会突然产生变化，可能诱发黄斑水肿，从而影响患者视力。

血糖过高时，有必要先制定一个治疗计划，先慢慢把血糖值调节到正常水平。请在主治医生的指导下探讨你的治疗方案吧！

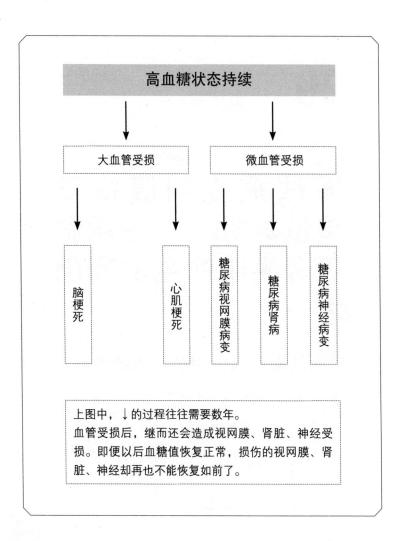

20

糖尿病视网膜病变是造成50~70岁眼科患者失明的主要原因之一

然而从发病到失明可能历经多年，依然有机会控制治疗有人问过我："得了糖尿病，视力一定会下降吗？"

如果放任糖尿病不管，那么视网膜上的血管就会出现异常，引发糖尿病视网膜病变。

尤其是当负责视力的黄斑区受损时，患者的视力便很难恢复了。病情发展至此，戴眼镜也无法提高视力，患者最终会面临失明的结局。

糖尿病视网膜病变与糖尿病肾病、糖尿病神经病变一同被称为"糖尿病三大并发症"。

在五六十岁人群中，糖尿病是致盲的主要原因之一。

从糖尿病的发病起到失明会经历数年的发展过程，我们可以在此期间通过有效的治疗延缓病情发展。

◆患者对病情往往后知后觉，病情恶化后，治疗会更困难

糖尿病患者中，大部分都是由生活习惯等原因导致的2型糖尿病，虽然通过验血能检查出高血糖，但患者大多无自觉症状，而这种情况会持续几年。

很多人得了糖尿病后，乏力、口渴、大量饮水、变瘦等全身症状却不会在第一时间出现。

而且，如果放任高血糖不管，可能几年之后才会出现糖尿病视网膜病变。

此外，即使糖尿病视网膜病变发生，只要负责中心视力的黄斑区没有出现异常，患者在视网膜病变初期就不会有自觉症状。只有通过眼底检查才能确定和掌握视网膜出血以及渗出的情况。

当高血糖的状态一直持续，糖尿病视网膜病变波及黄斑区之后，患者就会慢慢出现视力下降等症状。

糖尿病视网膜病变这种疾病，一般在患者出现自觉症状之前，会有较长时间的进展期，最终病情恶化，治疗也将变得十分困难。

有的人对此不以为意："虽然总听说得了糖尿病，眼睛、肾脏都会变差，但我觉得无所谓！"

人的血糖，是驱动身体的燃料。当其调控异常时，人的血糖就会上升，也就是患了糖尿病。

眼睛里的视网膜布满了密密麻麻的毛细血管。

如果高血糖的状态持续下去，会造成血管壁受损、堵塞，血液运转变差，从而造成视网膜中氧气和营养成分的匮乏。

为了弥补匮乏的部分，脆弱的、异常的"新生血管"就出现了。

这种新生血管会成为糖尿病视网膜病变恶化的元凶。随着病情发展，往往会发生大出血、视网膜脱离等症状，甚至导致患者失明。

◆无论何时，只要有一侧眼睛看不清，请立即到眼科就诊

糖尿病患者如果不想失明，建议每年到内科体检。

此外，当你通过验血确诊了糖尿病时，请接受眼科检查。

糖尿病患者在内科接受治疗的同时，即使并没有眼睛不适的感觉，也请每年做一次眼底检查。

根据检查结果，一旦发现视网膜病变已经形成，请在医生指导下，缩短就诊间隔，接受诊察和治疗。

即使没有发现糖尿病视网膜病变，也请在接受糖尿病治疗的同时，每年到眼科做一次诊察。

"我有一侧眼睛看东西吃力，好不容易才更新了驾照！"

"我上次还是配了眼镜才顺利换到驾照的。"

糖尿病与糖尿病视网膜病变的关系

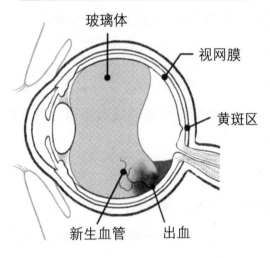

玻璃体

视网膜

黄斑区

新生血管　出血

① 血糖值高，血液黏稠

② 毛细血管堵塞，血流运转功能下降

③ 向视网膜运输的氧气和营养成分匮乏

④ 为了弥补氧气和营养成分的匮乏部分，脆弱的新生血管生成

⑤ 新生血管破裂、出血

⑥ 玻璃体出血或视网膜脱离，造成视力障碍

"三年前那次驾照体检，我就险些没过关。"

往往说这些话的人，再到眼科就诊的时候，已经是双目失明的状态了。

所以，如果有一侧眼睛出现了"有点儿看不清"的症状时，不要简简单单戴上眼镜敷衍了事，要认真地到眼科接受检查，弄清楚到底是哪里出了问题。

如果有一侧眼睛出现了（哪怕一点）视力下降的症状时，请立即到眼科就诊。越早接受治疗，双眼视力恢复如初的可能性越高。

◆控制血糖，先要治疗糖尿病

在糖尿病视网膜病变的预防中最重要的是，先要在内科接受治疗，把血糖控制好。这需要适当的运动、饮食和药物的帮助。根据糖尿病的种类不同，有时候还需要注射一种叫作胰岛素的激素，用来降低血糖。

"一旦用上胰岛素就完了！"

"只要开始使用胰岛素，就要一辈子用胰岛素了。"

有的患者会持这种观点，固执地抗拒胰岛素治疗。他们会选择临时使用胰岛素降低血糖，等到血糖稳定下来，再回到口服药物治疗和运动饮食治疗上。

失去了胰岛细胞的糖尿病患者，在不久的将来，就可以接受"胰岛细胞移植治疗"（移植的胰岛细胞可以生产胰岛素）了。到时候，他们可能不再需要注射胰岛素了。

然而，如果糖尿病到了晚期，即使是好不容易通过治疗把血糖降下来，由于糖尿病并发症引起的眼睛、肾脏、神经相关疾病的存在也很难让患者再恢复身体健康了。

因此，重要的是患者要认真接受必要的诊疗。

根据视网膜的状态，可以采取激光治疗、抗血管内皮生长因子（VEGF）药物、肾上腺皮质类固醇药物的玻璃体注射、玻璃体视网膜手术等治疗方法。

如果没有及时对糖尿病视网膜病变予以治疗，病人将经历如下阶段

患有高血糖，眼部无任何不适症状

易干渴、疲惫、尿频

眼底出血、渗出，但未影响视力

虽然矫正视力可达1.0，但总觉得看不清楚

视力下降，看东西非常模糊

无法看清字，不能阅读

21

什么样的人面临失明的风险？

十年前体检报告已经提示疑似糖尿病，但是一直没有接受规范治疗某一天，一位50多岁的患者来到医院，对医生说道：
"我的右眼看不清楚已经有一段时间了，平时一直靠左眼撑
着，没想到今早开始，左眼也看不见了……"

　　仔细询问原因后，患者说道："十年前体检的时候医生
就怀疑我有患糖尿病的风险，但我并没有什么症状，就没去
医院做进一步的检查。"

　　"三年前我被确诊为糖尿病，也住院进行了治疗。那时
用药后，身体没再出现什么问题，我也忙于工作，就没再继
续治疗。"

　　先前看不清楚的右眼，由于糖尿病视网膜病变加重，即
使现在做手术也无法恢复视力了。

　　左眼则出现了眼底出血的症状。通过做手术，可以使左
眼恢复到出血前的视力状态，这已是不幸中的万幸了。

　　临近失明前才来就诊的人，大多是完全没进行过糖尿病
治疗的人，或者是中断了治疗的人。

　　"我的兄弟里也有几人患有糖尿病，但我从没好好检查
过。""体检时医生说我可能患有糖尿病，但毕竟只是可
能，并没有确诊。"最后也就不了了之了。

　　体检报告里医生诊断出的"疑似糖尿病"，可能包含体
检当天碰巧一时血糖比较高的情况，不进行进一步的检查是

无法确诊的。

即使从十年前起，每次体检报告上都会写着"有患糖尿病的可能"的字样，也会有患者擅自认为"只是有可能，又不是真的得糖尿病"，于是就搁置着不理会，也不去做进一步的体检。

另外，有很多人确诊为糖尿病，并已经开始了一段时间的治疗，但由于现阶段还没有明显不适症状，又忙于工作，无法长期往返于医院，最终中断了治疗。

在内科进行规范的血液常规检查，确诊为糖尿病后应及时治疗，而且坚持治疗下去非常有必要。

◆在没有症状时，控制血糖非常重要

确诊为糖尿病后，为了控制血糖，患者需住院规范控制血糖，并学习与糖尿病相关的知识。

然而，即使患者在出院后想把住院时学到的知识运用到生活中，但由于很难改变生活习惯，工作也忙，加上并未出现不适症状，一不留神又会按照自己原有的习惯生活下去。

也不知道这算幸运还是不幸，有些患者即使暂时放置病情不管，也不会立刻就出现症状。因此，有些患者对自己盲目自信，"按我自己的方式生活也不错"。

长年累月下来，不适症状总是会出现的。

血管、神经、肾脏、视网膜，这些组织或器官一旦受伤就很难恢复到原有的状态。有人这样叹息道："血糖值明明已经稳定下来了，为什么还是看不见呢？"

由于血糖值常年偏高，视网膜血管受损，黄斑区细胞遭到破坏，在此之后，无论血糖值多么正常，感光细胞都无法恢复。

果然，趁着还没有不适症状时，控制好血糖是非常必要的。

因为工作忙，就无法去医院治疗的情况时有发生。治疗中断一段时间后，不愿意去医院的心情愈发强烈，这也是人之常情。

但是作为医生，我时常非常担心，"那位患者最近怎么样了呢"。哪怕暂时中断了治疗，只要尽早恢复的话，病情还是有挽回余地的。

在发现病情后立刻开始治疗，并坚持到医院治疗且从未中断治疗的患者，其疾病预后往往是超出预期的。

为预防糖尿病，应保持这样的生活习惯，不暴饮暴食，在营养均衡的条件下保持少食，尽可能控制间食，多走路，多运动。

甜味冷饮里通常含有超乎想象的大量糖分。

特别是凉的碳酸饮料，在温度和碳酸的影响下，我们不太容易感觉到它们的甜度。如果你尝试着把它稍微加热，去除碳酸后再品尝，一定可以体会到里面到底加了多少砂糖。

运动饮料和乳酸菌饮料经常会给人留下有益健康的印象，但它们和碳酸饮料一样含糖量很高。过度饮用这些饮料会加大患糖尿病的风险，十分危险。

我们还要注意健康食品、营养品等食物对身体带来的威胁。

"推荐给想要控制糖摄入的人群。"

"适合糖尿病患者食用。"

"吃完这个，血糖值显著下降了。"

上述宣传语并未直接表明该食物可以"治好"糖尿病，但故意使用了让大家误以为可以治好糖尿病的口吻，读者朋友们要仔细辨别。

类似的食品宣传语比比皆是。

这样的宣传语正迎合了患者"想通过食物而非药物把病治好""是药三分毒""并不觉得这是病""不想去医院"的心情。也许健康食品、营养品会有效果呢，这样的想法深深诱惑着患者的心灵。

"我一直在喝蓝莓营养品，就不用进行糖尿病治疗和眼底检查了吧"，很多人都有这样的想法。

健康食品归根结底还是食品，商家拼命地想要卖出去，极力推荐，但没有任何科学依据可以表明健康食品能治好糖尿病。

实际上，与喝含糖饮料相比，喝无糖的茶饮确实可以一定程度上降低血糖值，但只靠喝茶就足够了吗，正确做法还是应该与医生沟通，遵从医嘱。

为预防糖尿病，饮食习惯方面的心得

● 饮食、生活习惯方面，首先要注意不能暴饮暴食。

● 不能因为做了运动就增加食量。

● 停止间食。

● 注重营养均衡。

● 每天摄入350克以上的蔬菜，尤其是黄绿色蔬菜一定要摄入20克以上，把蔬菜做成蔬菜汁会更容易实现这个目标。

● 百分百纯果汁并不能代替水果。因为果汁里不含食物纤维，糖分会更快地被人体吸收。吃水果时也要注意适量，不能吃太多。

● 减少糖类摄入量。尽量不吃砂糖。不喝甜味饮料。加工后的食品往往都含有大量砂糖，尽量不要吃。

● "控制糖类摄入"并不代表不吃糖，应该多摄入玄米、糙米、荞麦等膳食纤维丰富的谷物。

● 注意饮食顺序，先吃蔬菜类的食物。

● 吃饭速度不要太快，注意细嚼慢咽。

● 与医生商量自己平时的饮食是否合适，不要自己做判断。如果因糖尿病而引发肾脏方面的问题，需要特别注意控制饮食。

为预防失明，希望大家都能做到的事

● 参加单位、社区组织的体检，保持体检的习惯。

● 在体检后发现身体异常，应立刻就诊。

即使从十年前起，每次体检结果都显示"有患糖尿病的可能"，也一直等到糖尿病视网膜病变严重后才去眼科治疗的人有很多。

医生并不能仅凭体检时的一次验血结果，就断定患者是否患有糖尿病，所以只能诊断成"有患糖尿病的可能"。

但患者不应该把"有患糖尿病的可能"误解为"没得糖尿病"。

体检的目的就是能够在早期发现病症并尽早治疗。"没什么不舒服的症状，就不去进一步检查了"，这样的想法会使体检完全失去意义。

● 怀疑自己可能患有老花眼的时候，请到眼科做检查。

● 在每次更新驾驶证的时候，请到眼科做检查。

这是为了趁着患者还未出现不适症状时，能尽早发现是否患有青光眼。

好不容易在青光眼早期阶段被诊断出来，也开始了治疗，但因为症状不明显、去医院很麻烦就停止了治疗，最终失明的患者也大有人在。

22

意外受伤也能导致失明?

必须要掌握正确应急处理和预防意外的方法!

有很多因意外伤害而导致失明的事例。处理方法有误的话，有导致失明的风险，接下来通过具体事例来说明应急处理办法和预防措施。

（1）有异物进入眼睛

洗剂、漂白剂、除霉剂、胶水、染发剂、工业石灰、水泥、药品等物进入眼睛后，应立即清洗眼睛（用自来水清洗。把水倒入脸盆等容器，将脸浸入水中，不停地眨眼。药物入眼的情况下，需清洗10分钟以上，并保证换水频率），不可揉眼睛。

从事可能有药品飞溅的工作时，请佩戴护目镜。

有时工作中需要用石灰在场地上画白线。在学校通常会使用对眼睛无害的碳酸钙，而在其他场所为了节约成本，则会选择使用生石灰或者消石灰。这些是强碱性物质，会严重伤害眼睛并有可能导致失明，一定要多加注意。

（2）眼部受伤，被刺伤的情况

铁片、木片、塑料片、纸箱、植物的枝叶等进入眼睛，被刀具划伤、被针刺伤的情况。

沾有异物时请一边清洗一边取出异物。被刺入异物时，不要将异物拔出，应立刻到眼科就诊。

取出异物后仍然感觉眼部疼痛时，也请到眼科就诊。比如植物通常带有细菌或真菌，易引发感染。

从事可能产生铁锈飞溅的工作，以及使用高转速机器工作时，请一定戴好护目镜。

（3）眼睛受到撞击的情况

比如眼睛被球击中、被殴打、搬花盆时不小心被植物枝叶碰到、抱小孩时被踢到眼睛的情况。在摘取捆绑行李的橡胶绳时不小心被弹到，拿着棒状物体时不小心摔倒被戳到眼睛的情况。

被小型物体强烈撞击眼球导致眼球破裂，造成重伤的情况时有发生。痛感强烈、看不清楚的时候请迅速就医。

视力没有问题的情况下，冷敷后即可消肿。但也有受伤时虽无症状，随着时间推移留下残疾的情况，为以防万一还是及时就医更令人安心。

另外，还有在体育运动时，不小心撞到身边人的眼睛，导致其失明的事例，请千万小心。

（4）受到光刺激的情况

在大海、雪山，在从事焊接工作时，或日光浴时因紫外线导致角膜损伤的事例时有发生。长期暴露在紫外线下，易引起白内障、翼状胬肉、睑裂斑等疾病，请一定戴上护目镜。

眼部疼痛、看不清楚时，请用冷毛巾等冷敷眼部，及时就医。

（5）日常生活中的潜在危险

发生交通事故时，如果未系好安全带，有可能使身体飞出窗外，也会被破碎玻璃划伤眼睛。即使是坐在后排座位上，也请一定系好安全带。

使用电动割草机时，如果碰到了坚硬物体，会有刀刃折断、伤及眼睛的风险。一定要戴好护目镜、穿好工作服、长靴，保护好自己。

刀刃碰到石头等物体后，异物飞溅入眼时，有因感染而导致失明的危险，请一定及时就医。

田间劳作时，偶然抬头被农作物刺伤眼睛的情况时有发生。如果眼睛被刺伤，不要揉眼，立刻就医。在这里建议大家在劳作时戴上帽子、护目镜或眼镜，更加安全。

钓鱼时也需要多加注意。在抛鱼竿时，会有鱼钩刺伤身后其他人的情况。鱼钩刺入眼睑、眼球十分危险。确认周围无人后再抛鱼竿钓鱼吧！另外也需注意不要过于靠近正在钓鱼的人。万一鱼钩刺伤了眼睛，注意不要拔出，立刻就医。

还有醉后骑自行车摔倒导致受伤的事例。比如被车把手戳伤眼睛、面部受到撞击而导致视神经受损等。

总之，不论在什么情况下，只要有眼睑无法睁开、视力低下、可视范围异常、重影、眼睛疼痛等症状，或无法判断外伤给眼部造成了何种伤害的时候，请立刻就医。

　　就医时请尽可能详细地向医生描述受伤时间、受伤过程、受伤时是否佩戴眼镜或隐形眼镜、受伤后做了怎样的应急处理、目前眼部症状如何、有没有好转或恶化的迹象等。

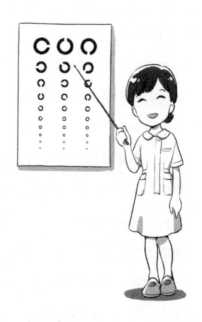

单眼盲不能被认定为残疾

单眼无法感受距离远近，也就是没有立体视。独眼的人倒茶时会倒到茶杯外面，不得不经过多次失败和练习，才能通过经验和努力解决这样的问题。用单眼无法立刻判断近距离物体的移动方向，所以单眼盲的人很难操纵精密仪器，在就职方面更加困难。大型客车、大型货车驾驶证的申领条件中，明确要求申请人需双眼视力良好，这意味着单眼盲的人无法取得该类驾驶证。

单眼盲会为生活带来许多不便，但单眼盲的人在中国和日本都不能被认定为残疾人，要结合另外一只眼睛的最佳视力情况来评判。从法律层面救助单眼盲的人比较困难。我们在双眼都能看清的时候，很少会考虑这样的问题，但谁也无法预测未来自己是否会成为这样的人。不要觉得事不关己，试着把它当作切实的问题思考一下吧。

23

用自来水冲洗眼睛的
注意事项

眼睛里进入异物或药品时，用自来水清洗眼睛，可以将它们洗出。

尤其是碱性药品入眼后，应该充分冲洗眼睛10分钟以上，再前往眼科就诊。

但在没有异物入眼的情况下，过度清洗则会带来危害。

睡觉期间眼泪不易流出，会出现眼眵在眼周聚集的情况，正常清洗掉是没有问题的。但清洗过度会把保护眼睛的脂质成分一并洗掉，对眼睛有害无益。

洗脸时顺便用自来水清洗眼睛，达到正好能把眼眵洗净的程度是最适合的。没有必要特意用洗眼容器频繁洗眼。

24

出现眼痛！

突然出现眼痛，伴有视力下降，一定要尽快去看眼科！

眼睛一旦开始疼痛，心里难免会怀疑"是不是得了什么不好的疾病"。如果是眼睑疼痛，很有可能是患有麦粒肿；如果是眼球疼痛，有可能患有其他各种各样的疾病。

患有角膜炎或结膜炎时，角膜受到伤害时，眼部患有其他炎症时，或眼压突然升高时，会引起眼球疼痛。请尽早到眼科就诊。

眼睛疼痛，并伴有看不清东西的症状时，基本上意味着眼部患有重大疾病。请尽快在症状开始的当日到眼科就诊。

25

出现视物变形！

看东西扭曲，字也跟着变形，这是什么眼病呢？

看东西扭曲变形，看字感觉字在跳的人，有可能是黄斑区出现了问题。黄斑区是眼部最重要、最敏锐的部位。

如果突然出现视物扭曲变形，感觉所视物体像要逃走一样等症状，可能患有因黄斑区组织破损导致的黄斑裂孔。

突然出现视物扭曲变形、视野异常的症状时，可能是视网膜脱离波及黄斑区，也可能是视网膜血管阻塞造成的黄斑水肿等病变。

不仅视物扭曲变形，还出现了有的地方看不见的症状时，可能是老年性黄斑变性或视网膜动脉瘤破裂等疾病。

不知道从什么时候起，慢慢出现了视物扭曲变形的症状，可能是黄斑前膜。

突然出现视物变形，需要立刻治疗，尽早到眼科就医。

26

出现偏盲！

什么是偏盲？视野中的一半突然看不见了！

可能是性命攸关的疾病表现，有必要尽快去急诊！

突然间只能看清视野中的一半，有可能是患有视网膜、视神经、脑血管阻塞或视网膜脱离等疾病，需要立即治疗。

如果患有视网膜脱离并波及主要负责视力的黄斑区，那么即使给予治疗，视力也很难恢复，还可能伴有视物倾斜的症状。

如果是患有与脑血管相关的疾病，可能危及生命，需要尽早治疗。请立刻到医院就诊。

感觉像关掉电灯开关一样，一瞬间就看不见了的时候，有可能是向视网膜、视神经传输血液的动脉发生了阻塞，建议在症状出现当天（最好在2小时内）尽快就诊。

27

远处能看见的东西，走近了反而看不见了？

这种情况一定要尽快看眼科！

离得远的时候还能看见的东西，靠近它反而看不见了，这有可能是视野异常。

有青光眼或视网膜、视神经、脑部血管阻塞、视网膜脱离的可能，需进行进一步检查。

以上病症大多需要立即治疗，请迅速到眼科就诊。

28

看东西突然出现重影？

应该进行详细检查，可能是脑部疾病的表现！

突然间看东西重影。看一个人的时候觉得像是看见了两个人，看两个人的时候像是看见了四个人，这样的症状也时有发生。

首先，需要确认自己的症状属于哪一种看东西重影。

如果遮住一只眼睛，看东西依然重影，那么另一只眼睛有可能患有散光或白内障等疾病。

如果遮住一只眼睛，看东西不重影，两只眼睛都睁开的情况下看东西重影，那么可能是双眼协调视物的功能状态变差导致的。

我们明明有两只眼睛，但平时只能看到一个完整的像，正是由于双眼构造在正常运转。

使眼球能够转动的眼外肌共有六条，包括眼周上下内外的四条直肌和两条斜肌。

糖尿病、动脉硬化等症造成患者脑部血液流动性变差，导致某条眼外肌不能正常工作，有可能会突然看东西重影。如果某个人眼部肌肉中向外拉伸的肌肉不工作，从正面看这个人的脸，会感觉这个人双眼向内靠（内斜视），从而可以判断他有看东西重影的可能。

突然间眼睑下垂，掀起下垂的眼睑，发现眼球向外，瞳孔变大，患者可能患有因脑干动脉瘤压迫导致的动眼神经麻痹。

如果脑干动脉瘤破裂，有可能会导致蛛网膜下腔出血等危及性命的情况，请迅速到有脑外科的大医院就诊。

有些患者在看道路中间的双实线时，会感觉它们交叉，或者怎么看都觉得有些错位，这些患者在就诊时，即使医生仔细检查眼球运动，也很难发现异常，这是为什么呢？

使眼球转动的六条肌肉中，由于斜肌功能失调等原因导致的眼部运动异常，就会引发上述患者出现的症状。如果不是斜视眼肌专科医生，很难能诊断出来。

患者可以通过佩戴合适的三棱镜或采取手术治疗的方法，缓解症状，轻松生活。

如果重影的程度每天都在变化，甚至一天之内都在发生变化，则有可能是重症肌无力，需要进行详细检查并治疗。

29

隐形眼镜用错了方法，可能引起失明？

隐形眼镜的使用方法不正确，可能会导致失明，请多加小心。

特别是患上"棘阿米巴角膜炎"的情况，比较棘手。

虽然棘阿米巴原虫广泛存在于自然环境中，我们的生活环境，包括自来水中也能发现它们的身影，但健康的眼角膜是不会感染"棘阿米巴角膜炎"的。

而长时间佩戴隐形眼镜等错误的使用方法则是诱发"棘阿米巴角膜炎"的重要原因。

比如去游泳时，没有摘掉隐形眼镜，直接戴上泳镜游泳，栖息在游泳池、水域里的棘阿米巴原虫会侵入隐形眼镜镜片与角膜间的小创口。泳镜内适宜的温度也会促使棘阿米巴原虫加速繁殖，导致棘阿米巴角膜炎，非常危险。

无论诊断还是治疗棘阿米巴角膜炎难度都很大，一旦患上，失明的风险就很大。

游泳时建议裸眼，或佩戴带有度数的泳镜。

泡温泉和洗浴时也要格外注意。不摘掉隐形眼镜就洗浴也很危险。合理地护理隐形眼镜，对预防此类疾病是非常关键的。

◆软性隐形眼镜的正确护理方法

（1）在接触镜片前，用香皂洗手

手上有污垢，会把隐形眼镜弄脏。使用MPS隐形眼镜护理液充分冲洗镜片后，再佩戴镜片。

佩戴好镜片后，用自来水冲洗隐形眼镜盒并晾干。潮湿的盒子里容易残留细菌和棘阿米巴原虫等病原体。

※护理软性隐形眼镜有煮沸法、双氧水消毒法和MPS护理液三种方法。

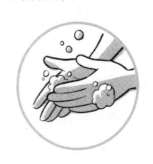

在另两种方法普及前，煮沸消毒法曾经是主流，但由于使用消毒机器时必须接通电源，十分不便，且更容易使镜片老化，近来已经淘汰这种方法了。双氧水消毒法的优势在于消毒效果非常好，但每周需要另外使用一次除蛋白清洗剂。MPS护理液可以实现清洗、冲洗、消毒、保湿等多种功效，在使用抛弃型软性隐形眼镜（周抛、月抛）的人群中，这种方法目前是主流。

（2）严格遵守佩戴时间

每天佩戴不要超过12小时，佩戴时长不要超过隐形眼镜包装上记载的规定时间、期限。

不能佩戴隐形眼镜睡觉。虽然也有声称可以连续佩戴的隐形眼镜，但仍然需要听从医生的建议，在允许的范围内，尽量缩短佩戴时间。

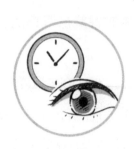

（3）摘下隐形眼镜后，请用MPS护理液揉搓清洗并冲洗干净

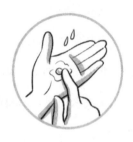

MPS护理液用后需及时倒掉，每次都要用新的护理液清洗和保养。用过一次的护理液清洁力下降。绝对不可以连续使用。

（4）每三个月换一次隐形眼镜盒

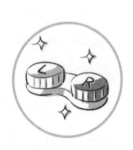

棘阿米巴原虫有可能在隐形眼镜盒内形成一层生物膜，请每三个月换一次隐形眼镜盒。

（5）定期进行眼部检查

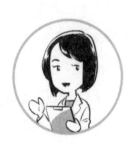

在自己没有察觉的情况下，角膜细胞也有可能受损。一定要定期进行眼部检查。

30

佩戴隐形眼镜之后，感到眼痛！

什么情况下需要就诊？

隐形眼镜是与角膜表面的泪膜直接接触的。泪液减少的情况下，就会容易引发疼痛等问题。

在角膜有细微损伤时，佩戴硬性隐形眼镜容易引发疼痛，大多情况下摘掉眼镜后细微损伤是可以自行修复的，如果摘掉眼镜后依然疼痛，那么需尽早到眼科就诊。

在角膜有细微损伤时，佩戴软性隐形眼镜可以使眼表泪液形成张力，有效缓解疼痛。但正因如此，患者可能更难察觉到角膜的损伤，而一直佩戴隐形眼镜还有可能加重角膜损伤。

在摘掉隐形眼镜后，眼睛疼痛时，一定不要继续佩戴。有角膜严重受损的可能。若角膜严重受损，会令原本透明的角膜产生混浊，今后即使佩戴眼镜或隐形眼镜也无法把眼睛矫正到正常视力，并有可能失明。建议立刻到眼科就医，并携带好平素使用的隐形眼镜。

在眼睛干涩、佩戴隐形眼镜很难受时，觉得硬性隐形眼镜会使眼睛更疼痛，就想换成软性隐形眼镜，这样的想法非常危险。

软性隐形眼镜的镜片中含有水分。佩戴过程中，镜片表面的水蒸发掉多少，就会相应地从眼表泪液中吸取多少。也就是说，佩戴软性隐形眼镜会使眼睛变得更加干涩。

软性隐形眼镜包括可长期佩戴、周抛、日抛等各种类型，使用时间越短的类型，镜片含水量就越多，可以说更易导致眼睛干涩。

而长期佩戴隐形眼镜，镜片中除了水分，使用中还会混入泪液中的蛋白质等，使细菌更易繁殖。泪液减少的时候，眼睛对细菌的抵抗力也会下降，还是很危险的。

从保证镜片清洁的层面上来说，日抛型隐形眼镜最安全，但也有易导致干眼症的局限性。

建议日常尽量以佩戴镜框眼镜为主，重要场合再佩戴隐形眼镜，盛装出席，也不失为一种选择。

推荐只在运动时或必须佩戴隐形眼镜的场合使用日抛型隐形眼镜。

如果无论如何都不想佩戴镜框眼镜，可以通过晶体植入手术改善视力。但通常需要几万元的手术费用且不属于医保报销范围。

最近出现了通过改善镜片表面及内部材质，改善镜片含水率，使佩戴感更加舒适的隐形眼镜。即使是这种新型隐形眼镜也无法完全消除佩戴风险。

31

佩戴框架镜并不能提高视力，但仍执意佩戴隐形眼镜？

近视度数过高，无法通过框架镜改善视力，只能佩戴隐形眼镜的人，更容易患上青光眼、视网膜脱离等眼部疾病。这类人群需要定期到眼科进行眼部检查。

另外，由于佩戴隐形眼镜或多或少会阻碍角膜透氧性，位于角膜最内层的"内皮细胞层"细胞会不知不觉地减少（即使不佩戴隐形眼镜，角膜内皮细胞也会随着年龄增长，或因其他眼部疾病、外伤而减少）。

角膜内皮细胞可以保障角膜的透明度，如果数量减少，会引发名为"角膜水肿"的病症，角膜变得混浊导致渐渐看不见。如果病情严重，只能接受角膜移植手术才能恢复。

建议定期到眼科检查角膜状态是否正常。

另外，摘取硬性隐形眼镜时，如果有拉扯眼皮的习惯，易引起"眼睑下垂"。具体症状表现为上眼皮向下坠或眼周凹陷。

用食指和中指轻按上下眼皮，中指固定住下眼皮，食指按住上眼皮并向下压，就可以做到即使不拉扯眼皮也能摘掉隐形眼镜。

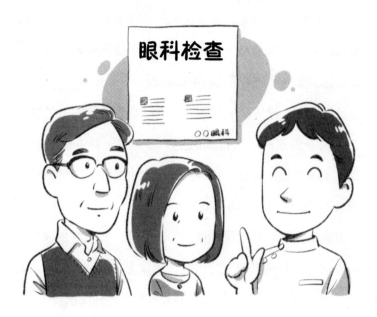

32

经常流眼泪怎么办?

随着年龄增长,流泪可能成为常见
的眼科症状

泪溢是泪液分泌过多，不断溢出引发生活不便的病症。

通常情况下，一点点流出的眼泪可以润滑眼球表面，从上下泪点通过泪道流入鼻腔。

眼泪最终会从鼻腔内部排出，泪道相当于泪液的下水道，如果泪管发生堵塞，眼泪就会溢出。

泪溢常见于高龄女性，也有慢性鼻窦炎术后患病的情况。治愈此类病症，疏通阻塞部位是最重要的。如果放任阻塞不管，会引起肿胀、疼痛。另外，做白内障手术时，有可能有细菌进入眼内导致失明。

泪道由连接上下泪点和鼻腔的泪小管、泪总管和鼻泪管组成。泪小管阻塞的情况下，可以做手术将阻塞部分探通，暂时放入人工软管并留置一段时间防止再次阻塞。

鼻泪管阻塞时，可以通过做手术，在泪囊到鼻道内部之间的鼻骨上开一个小洞，使眼泪流走。

另外，也有鼻泪管没有阻塞但依然流泪的情况。

泪液中不仅含有水分，还含有能够使水分紧贴眼表的黏液和保护眼表、缓解泪液蒸发的脂质（合称泪膜）。这些保护眼表的成分如果不能充分起作用，也就是泪膜破裂的情况下，眼表就将暴露在空气中。这时为保护眼表，眼睛会一次性分泌过多水分，水分多到超过鼻泪管虹吸能力的情况下，也会造成流泪现象。

　　这种情况是由于泪液成分出现问题导致的干眼症带来的流泪现象，非常常见。需要进行干眼症的治疗。

如何应对干眼症

● 保持眼部温暖

● 多眨眼

● 多活动眼睛

● 多运动，保证全身血液循环通畅

● 注意保持房间内空气湿度

● 避免空调风直吹眼睛

● 使用干眼症专用眼镜

● 降低电脑屏幕等的高度，

　　使眼睛不必睁开太大也能

　　正常工作

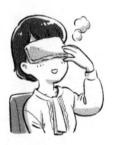

33

年轻时通过屈光手术成功摘镜的患者

随着年龄增长，竟然出现花眼了

从事活动量较大工作的人、经常出入重大场合的人，大多觉得戴眼镜很麻烦。

这些人可以考虑通过屈光手术摘掉眼镜。

外部光线进入神经敏感的视网膜并在黄斑区聚焦，将其感知到的信号传入大脑中枢，眼睛就能看见图像了。

生活中离不开眼镜的人，也就是近视或远视的患者，他们的问题在于，外部光线进入他们的视网膜后会错开，无法在黄斑区聚焦。

角膜屈光手术的过程大致是，先在眼表角膜制作一层薄薄的角膜瓣或角膜帽，再用微米级激光切削一部分角膜，改变角膜的形状，使光线可以在黄斑区完美聚焦。

目前，使用飞秒激光和准分子激光进行屈光手术的技术已经十分成熟。

使用飞秒激光可以使术后角膜不易发生移位，眼睛抵御撞击的能力更强，相对来说价格也更高。

另外，也有不需要制作角膜瓣，只用飞秒激光制作角膜帽，再将部分角膜切削的方法。

近视严重的并且年龄超过45岁的患者中，有双眼都能看清远方但看不清近处的人，有一种方法专门应对这种情况，那就是改变双眼度数，令一只眼睛能看清远方，另一只眼睛能看清近处。

屈光手术后，可以很清楚地看清远处的东西，但随着年龄增长会慢慢变成花眼，看近处的时候需要戴花镜才能看清。

通过屈光手术将眼睛调整为既不近视也不远视的状态后，到了45岁左右会慢慢有花眼的感觉。

做屈光手术时为了让视力达到2.0，令稍微远一点的东西也能看得清，会在更早的年龄段就出现老花眼的症状，需要佩戴花镜。

另外，做过屈光手术的眼睛如果未来还需要做白内障手术，医生在计算植入人工晶体的度数时，还需要多加考虑。

近视度数过高的患者，虽然不能通过角膜屈光手术矫正视力，但可以在保留自有晶状体的条件下，再植入一枚人工晶体，达到矫正视力的效果，这种方法适用于各种严重的近视。植入人工晶体的方式不会对眼角膜带来影响，未来做白内障手术时也不需要在计算度数时多加考虑。

45岁以上的人群，即使做了屈光手术，术后也需要佩戴花镜，建议选择植入多焦点人工晶体的白内障手术或其他种类的近视手术，优势更加明显。

34

如果失明无法避免，在视力尚存的时候，应该怎么做呢？

"视网膜色素变性"是导致失明又一重要原因。

视网膜色素变性大多由遗传性眼部疾病引起，慢慢损伤视网膜神经纤维，造成视野变窄，越来越看不清。也会伴有在昏暗环境下视物不清的夜盲症状。

虽然基因治疗、视网膜再生治疗的研究正在进行中，但遗憾的是，目前还没有治疗视网膜色素变性的有效方法。

但请不要悲观。视网膜色素变性有很多种类，病情加重的速度也各不相同。不论患有哪种视网膜色素变性，病情加重速度都很缓慢，可以趁视力良好时好好利用视力，多加学习，积累经验，为未来视力减退后做准备。

比如，若能趁视力良好时掌握汉字、外语、编程等技能，在视力减退后也可以利用电脑把文字转换成语音，继续学习或工作。

35

低视力门诊

低视力患者有效利用仅存的视力和
视野，能够给生活带来巨大便利！

各个医院对眼部疾病的治疗有各自擅长的方向，在这家医院没办法治好的疾病，换一家医院也许就能治好了。但医疗毕竟有局限性，当然也有完全治不好的疾病。

各位低视力患者可以参照残疾人的生活保障基准，办理手续以接受适当的保障和帮助。

以目前的基准看来仍然存在很多问题，比如，尽管患者因单眼盲而丧失立体视、视野缩小，但并不能被认定为视力残疾，还需要结合另外一只眼的最佳视力进行评判；有些患者双眼都是视力低下但并未到失明的地步，不仅没有资格考取驾照，还无法被认定为残疾。

有方法可以使患者充分利用仅存的视力和视野，尽可能地让生活更加便利。专业从事这方面研究的就是低视力门诊。

比如通过放大文字、黑白色反转等方式可以让患者更容易看清。

现在通过熟练使用电子设备，能够看清原本看不清的东西，能够将看不见的东西用语音功能读出来，对生活有很大帮助。

通过使用文字排版软件等，可以做到在电子文件的指定处签名。

为了能够让视力低下的人安全走路，在走路方法方面也有需要注意的地方。

根据看到的东西再决定去做什么事，如果能把目的与最大限度利用视力和视野的方法很好地联系在一起，那么终将完成想做的事。

如果完全失明该怎么办呢？其实也可以多下点功夫使生活更加便利。

把常用的东西在固定的位置按固定的方式摆放，即使看不见也能用手拿到它们。只要做到不乱摆放东西，就能避免被绊倒。另外，如果熟练掌握了方法，即使看不见也可以护肤以及化妆。

也可以借助他人的帮助，就算是向陌生人求助，愿意提供帮助的人是无处不在的。

与其感伤失去的事物，不如把接下来的生命活得精彩又有趣，可以收获幸福。即使失明，世界也绝不会因此变得黑暗。放下心，没关系。

普及正确用眼知识，竭力减少病理性失明

"请想想办法，能不能把我的眼睛换给这个孩子……"

许多年前，一位母亲骑马来到医院的手术室，一边试图稳定住情绪激动的少年，一边叫喊道。

少年与朋友在玩躲避弓箭的游戏，射箭时还特别注意要避开眼睛。大家确实也都避开了。但在游戏中途休息时，朋友早早射完的一支箭，好巧不巧地贯穿了少年的眼球。

对已破裂的眼球是没有办法治疗的，摘掉受伤的眼球，就是当时最好的治疗方法了。时值战乱，在没有足够的麻醉药的情况下，手术完成了。

少年在小学五年级新学期的时候回到了学校。由于只有一只眼睛，丧失了远近感，从前最喜欢的体育也变得不擅长了。

某一天，体育课上要求大家跳箱。把握不好跳板和跳箱之间的距离，就无法安全完成。

跳箱越高，难度系数越大。于是少年脱离了学生队伍，

走到跳箱前，想从旁边用手触摸一下感受两者之间的距离。

看到这一幕的教师，对他喊道："干什么呢？到校门口罚站！"对他脱离队伍进行了训斥。

少年站在操场尽头的校门口，心想着："凭什么我就非要站在这里呢？"忍不住内心的委屈，逃回了家。

第二天，少年的母亲被叫到了学校。老师对少年说道："体育课上擅自脱离队伍，还逃回了家，你应该为此道歉。"可无论如何少年也说不出"抱歉"二字。

从学校回家的路上，母亲一直紧握少年的手，不曾放开。

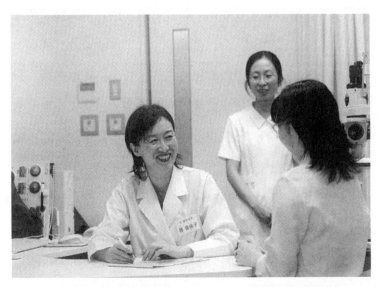

正在出诊的馆 奈保子医生（本书日文原著者）

"母亲一定在哭吧"，少年这样想着，心中充满负罪感，却不敢抬头看母亲的脸。

"母亲知道我为什么脱离队伍。所以只是一直哭，什么都没说。

如果体育老师在训斥我之前问一下我脱离队伍的原因，我倒是会如实告诉他的……"

少年越想越觉得自己委屈，什么都没说。

少年每天都在与脚上的伤痛做斗争。

那个年代，少年没有一双带橡胶底的帆布鞋，只能穿着草鞋在满是石子的道路上行走。而由于只有一只眼睛，无法清楚地判断路面的平整状况，往往会被绊倒，又会伤到脚趾甲。

泡澡时，布满伤痛的脚一沾到热水就会格外地疼痛，只能抬起腿把双脚搭在浴缸边缘。有时母亲会过来关心泡澡水够不够热，为了不让母亲担心和难过，少年会立刻紧绷脚趾忍受剧痛，把脚泡进水里，装作无事发生的样子。

母亲一离开浴室，他就马上把脚抬起来，忍着剧痛用水把伤口冲洗干净。

进入社会，参加热闹的宴席时，有人从他失明的眼睛那边与他搭话，而他完全看不见，最后还被冠上"无视他人"

的帽子。往别人手中的酒杯里倒酒时，有时候会洒到对方衣服上。

向喜欢的女孩求婚后，为了得到她父母的许可前去家中拜访，得到的答复却是"怎么可能把我家女儿托付给一个残疾人"。

在那之后，终于成功说服了女孩的父母，顺利结婚了，两人生下的孩子，就是我。父亲一直鼓励我"要竭尽全力，以燃烧自己生命的觉悟活下去"，我也顺利考入了医学院，竭力通过了国家资格考试，正准备大干一场，申请加入大学附属医院的眼科时，却得到了这样的回复："因为你是女性，我们拒绝你的申请。"（当时还是重男轻女的年代）。

后来，最终接受了我的眼科工作，我见到了获野诚周教授，那时眼科玻璃体视网膜手术仍处于萌芽期，他正是这方面的先驱。

玻璃体视网膜手术是视网膜严重脱离、糖尿病视网膜病变等患者失明前最后的治疗手段。

有一个我在市医院担任主任医师时遇到的病例。我们对糖尿病视网膜病变患者进行了激光治疗，在当时这已经是最好的治疗方法了。

但是，激光治疗虽然对视网膜病变有效，可患者的视力却变得越来越差。后来，患者双手合十，对我们说道："请不要再给我治疗了。"可后来又引发了糖尿病黄斑水肿。

玻璃体手术可以有效地治疗糖尿病黄斑水肿，这是荻野诚周教授根据经验得出的判断。

于是他首次尝试了对糖尿病黄斑水肿患者实施玻璃体手术。最终手术效果非常好，荻野诚周教授也在学会上发表了这个病例，但却得到了当时权威教授们的一致反驳。"糖尿病黄斑水肿虽然会造成患者视力下降，但不会导致失明，如果在这样危险的手术中出现了失误，会加大患者失明的风险，凭什么说这种手术方法有效？"

最终，随着玻璃体手术安全性的提高，目前大多医院都会采取激光手术结合玻璃体手术的方法来治疗。加上有效的药物的使用，日本因糖尿病视网膜病变而失明的人慢慢减少了。

1988年，糖尿病视网膜病变是导致日本成年人失明的第一大原因。

2004年，致使失明的第一原因变成了青光眼，糖尿病视网膜病变降为第二位。

2016年，视网膜色素变性症成为第二大原因，糖尿病视网膜病变降为第三位。但即使降为第三位，也依然让人觉得惋惜。糖尿病视网膜病变是完全可以预防的，而且只要在恰当的时期好好治疗，可以在很大程度上避免失明。

与其他科室的手术相比，患者可以更清晰地感知眼科手术的效果，这是令人开心的事情，但反过来说，手术效果不好时也更令人难过。

眼科包含各式各样的领域，而视网膜玻璃体手术非常特别，任何一点小小的失误，都有可能导致患者失明。

在我刚开始为患者做玻璃体手术的时候，荻野诚周教授对我说："我只会帮你三次。"偶尔会有连续几次手术都很顺利的情况，而在处理不当就会给患者带来失明的风险时，我也不得不寻求帮助。三次机会一转眼就用完了。在我迎来第四次危机时，我还是觉得需要荻野老师的帮助，不能就这样放着不管，于是跑到了隔壁手术室与荻野老师商量。

"执刀医生是最了解患者眼内情况的人了，根据你自己的判断处理吧。"

荻野老师是这样回答的。于是我回到自己的手术室，再次全神贯注地确认患者的眼内状况，做了相应的处理，患者的眼部状况稳定下来后，荻野老师说了这样一句话："这下算你出师了。"

这并不意味着试炼到此为止。至今我仍然与当时那位把眼睛托付给我的患者保持着联络。局麻手术的情况下，患者可以清清楚楚地感受到医生的焦虑与紧张，现在想想他可真勇敢。

在那之后我不断积累经验，无论完成的手术多么完美，我都很清楚地知道有能治愈的疾病，也有无法治愈的疾病，只能说，"没有什么治疗方法比预防还重要"。

目前，重大疾病逐渐地能够在早期被发现，更有效的药物也逐渐被发明出来，但失明还没有被根绝。

日本历史上有记载的第一位因糖尿病失明的人是藤原道长。

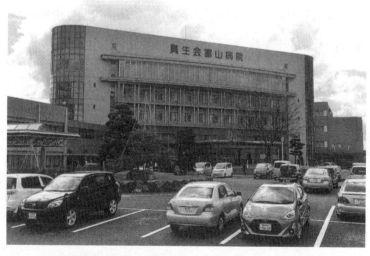

由馆 奈保子医生创建的眼科中心，位于真生会富山医院

咏叹道"此世即吾世，如月满无缺"，令女儿彰子嫁给天皇为妃，后来作为后朱雀天皇、后一条天皇的外戚，虽权倾朝野但也只是一瞬间的事。最终只能叹息道"连两三尺外的人脸都看不清"。

藤原道长的饮食生活、运动习惯是怎样的呢？

他应该不吃精米，也不会频繁地吃鱼和肉。而且烹饪食物的方式也只有煮、蒸、烤，不会用到炸和炒吧！

现在的我们，冰箱里随时都备着鱼和肉，还用炒和炸的方式烹饪，一直在吃高卡路里的食物。

藤原道长出行乘坐牛车，现在的人坐车出行，更加方便

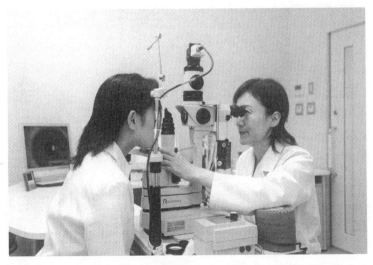

医生正在为患者做眼底检查。眼科中心是一家为患者提供门诊、手术、住院等全方位就医服务的眼病专科医院

轻松。

不论从什么角度来看，可以说现在的我们患糖尿病的风险都比藤原道长高。

藤原道长无法接受体检，也无法治疗。

但现在可以通过体检，在糖尿病早期就发现病症并给予治疗，我们不需要重蹈道长的覆辙。

像糖尿病这样的慢性病，不会立刻出现明显症状，一不小心就会被搁置。

而且，擅自用偏方、错误的方法治疗的患者屡见不鲜。

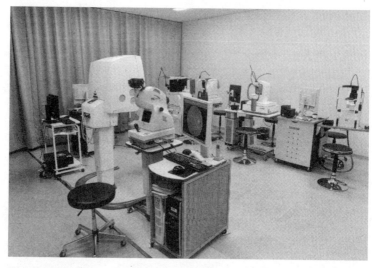

影像学检查室配备了最先进的眼底检查仪器（真生会富山医院眼科中心）

甚至有人因为还有一只眼睛能看见就不慌不忙，不去治疗。

为了把患者从失明的边缘拯救回来，我每年都要做一千多台手术，已经坚持20年以上了。

正因为我做了两万台以上的手术，才更想写这样一本讲述如何不做手术也能拯救失明的书。我想通过普及一些正确的知识，消除由本可治愈的疾病带来的失明。

如果本书能为大家提供些许帮助，我将不胜荣幸。

馆 奈保子（原名 小川 奈保子）

2018年12月

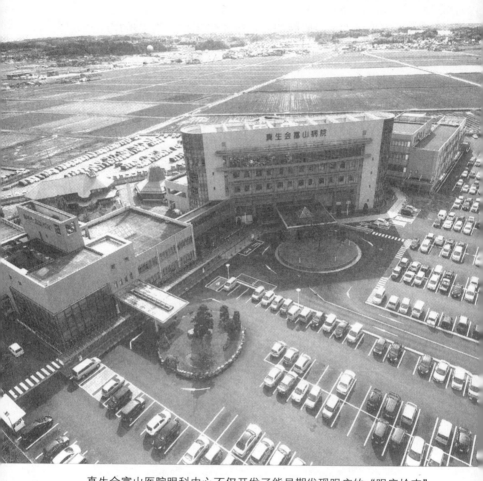

真生会富山医院眼科中心不仅开发了能早期发现眼疾的"眼底检查"，还协同医院内科诊室共同开展眼科疾病的预防和治疗工作

158

书稿校阅完成的那天，窗外春风轻柔地吹绿了新生的枝芽。多年前成为馆老师的学生也是在这样的季节，我想富山的樱花应该已经满开了吧。

在眼科的日常诊疗中，我们接诊的大部分患者都是年龄在40岁以上的，他们其中大部分在年轻时眼睛很好，对自己的眼健康情况不曾在意；在高速运转的社会中，还有很多患者因为工作太忙，请假困难等因素，没有时间进行眼科检查。而在不知不觉中，很多眼科疾病随着年龄增长和全身状态的改变也在悄无声息地进展，等到患者出现视力问题影响工作生活而来诊时，疾病常常已经发展到比较严重的程度。而年轻人仍不可掉以轻心，在眼科急诊我们比较常见的反而是相对年轻的患者，他们有的是不辞辛劳的外卖小哥，为了多送一单而奔波在滂沱的雨夜，却因为一时疏忽忘记了戴好安全帽；有的是热血的小青年，因为一时头脑发热便拳脚相向；有的是辛苦打拼的都市工薪，在周末把酒言欢享受难得的放松却在醉酒后不慎摔伤。而对于很多发展到晚期的眼病和严重的眼外伤，医生能做的最大限度也仅仅是延缓病情的进展和修补外伤创口，而患者的视力往往是没有办法恢复的。此时的患者心中常常追悔莫及，而作为医生也倍感无力。因为双眼的光明，原本就是这世界上千金难换的珍宝。

　　要是大家都能够对自己的眼健康有所把握，尽早进行规范的眼科检查，很多中老年失明应当是可以预防的；要是大家都能多了解一些眼科相关知识，那么很多的眼外伤就可以避免了。带着这样的心情，我们全身心地投入本书的翻译工作中。本书的原著作者馆 奈保子教授，是在日本北陆地区乃至全日本都享誉盛名的眼科医生，馆老师将自己的毕生精力都投入挽救失明患者的工作中。也正因为如此，老师才写作了这样一本书，通过普及必要的眼科知识，希望人们能够通过关注自己的眼健康状况，时不我待，从你我开始，从现在做起，定期进行眼科检查，保护自己的双眼远离失明。

　　我想籍由文字的力量将老师多年心血所成传递给广大读者。想必你我展卷舒颜的那一瞬，也正是老师提笔之时脑海中浮现的画面吧。

陈静乙

2023年4月